Sebastian Boeken

Die ärztliche Weiterbildung im Spannungsfeld zwischen Ökonomie und Pädagogik

Empfehlungen zur Prozessoptimierung und Qualitätssicherung

Bibliografische Information der Deutschen Nationalbibliothek:

Die Deutsche Nationalbibliothek verzeichnet diese Publikation in der Deutschen Nationalbibliografie; detaillierte bibliografische Daten sind im Internet über http://dnb.d-nb.de abrufbar.

Impressum:

Copyright © Studylab 2020

Ein Imprint der GRIN Publishing GmbH, München

Druck und Bindung: Books on Demand GmbH, Norderstedt, Germany

Coverbild: GRIN Publishing GmbH | Freepik.com | Flaticon.com | ei8htz

Inhaltsverzeichnis

Abkürzungsverzeichnis V

Abbildungsverzeichnis VIII

Tabellenverzeichnis IX

1 Themeneinführung und Forschungsfrage 1

1.1 Aufbau der Thesis 1

1.2 Kurzdarstellung des gegenwärtigen Fachkräftemangels in der Medizin 2

1.3 Kurzdarstellung der gegenwärtigen Weiterbildungsbedingungen 3

2 Theoretische Grundlagen der Themenfelder 4

2.1 Fachkräftemangel 4

2.2 Definitionen 5

3 Methodik 15

3.1 Quellen 15

3.2 Einschlusskriterien 15

3.3 Ausschlusskriterien 16

4 Qualitätsaspekte mit Bezug zur Forschungsfrage 18

4.1 Qualität in der Medizin 18

4.2 Qualitätsmanagementsysteme 22

4.3 Auditierung und Zertifizierung 28

4.4 Umfrageergebnisse zur Weiterbildungsqualität 29

4.5 Good Practice: Qualitätsverbesserung durch Benchmarking 30

5 Rahmenbedingungen für eine gute ärztliche Weiterbildung 38

5.1 Hemmnisse 39

5.2 Aspekte auf Makro-Ebene 40

5.3 Aspekte auf Meso-Ebene 42

5.4 Aspekte auf Mikro-Ebene 43

6 Der Prozess der ärztlichen Weiterbildung 53

6.1 Prozessdarstellung 53

6.2 Prozessdarstellung der ärztlichen Weiterbildung 54

6.3 Vorschlag einer Prozessoptimierung auf Unternehmensebene 56

7 Fazit 60

7.1 Zusammenfassung der Erkenntnisse 60

7.2 Rahmenbedingungen, offene Fragen und Ausblick 64

Literaturverzeichnis 66

Abkürzungsverzeichnis

AEQSI	Ärztliche Qualitätssicherungsinitiativen (Datenbank)
AiP	Arzt im Praktikum
ÄiW	Ärzte in Weiterbildung
AiW	Arzt in Weiterbildung
AWMF	Arbeitsgemeinschaft der Wissenschaftlichen Medizinischen Fachgesellschaften
BDC	Berufsverband der Deutschen Chirurgen
BDI	Berufsverband Deutscher Internisten
BGW	Berufsgenossenschaft für Gesundheitsdienst und Wohlfahrtspflege
BIBB	Bundesinstitut für Berufsbildung
BMG	Bundesministerium für Gesundheit
BRAK	Bundesrechtsanwaltskammer
BTK	Bundestierärztekammer
BVOU	Berufsverband für Orthopädie und Unfallchirurgie
CAU	Christian-Albrechts-Universität (Kiel)
CESMA	Council for European Specialty Medical Assessment
DAI	Deutsches Anwaltsinstitut
DEGAM	Deutsche Gesellschaft für Allgemeinmedizin und Familienmedizin
DGAUM	Deutsche Gesellschaft für Arbeitsmedizin und Umweltmedizin
DGIM	Deutsche Gesellschaft für Innere Medizin
DGKN	Deutsche Gesellschaft für Klinische Neurophysiologie und funktionelle Bildgebung
DIHK	Deutscher Industrie- und Handelskammertag
DIN	Deutsches Institut für Normierung e.V.
DKG	Deutsche Krankenhausgesellschaft

DRG	Diagnosis Related Groups, Diagnosebezogene Fallgruppen
DSGVO	Datenschutz-Grundverordnung
EBM	Einheitlicher Bewertungsmaßstab (EBM)
EEG	Elektroenzephalogramm
EFQM	European Foundation for Quality Management
EKG	Elektrokardiogramm
EN	Europäische Norm
EPA	Europäisches Praxis Assessment
EU	Europäische Union
EWG	Europäische Wirtschaftsgemeinschaft
FEBU	Fellow of the european board of urology
G-BA	Gemeinsamer Bundesausschuss
G-DRG	German Diagnosis Related Groups
GBV	Gemeinsamer Bibliotheksverband
GKV	Gesetzliche Krankenversicherung
HLS	High Level Structure
HWK	Handwerkskammer
IAB	Institut für Arbeitsmarkt- und Berufsforschung
IHK	Industrie- und Handelskammer
IQTiG	Institut für Qualitätssicherung und Transparenz im Gesundheitswesen
IQWiG	Institut für Qualität und Wirtschaftlichkeit im Gesundheitswesen
ISO	International Organization for Standardization
KBV	Kassenärztliche Bundesvereinigung
KTQ	Kooperation für Transparenz und Qualität im Gesundheitswesen
KV	Kassenärztliche Vereinigung
KVSH	Kassenärztliche Vereinigung Schleswig-Holstein

LQW	Lernerorientierte Qualitätstestierung in der Weiterbildung
MADEL	Medical and Dental Education Levy
MBO	(Muster-) Berufsordnung
MTAF	Medizinisch-technischer Assistent - Funktionsdiagnostik
MWBO	(Muster-)Weiterbildungsordnung
NRW	Nordrhein-Westfalen
OA	Oberarzt
PDCA	Plan-Do-Check-Act
PKV	Private Krankenversicherung
QM-RL	Qualitätsmanagement-Richtlinie
QMS	Qualitätsmanagement-System
QEP	Qualität und Entwicklung in Praxen
RLP	Rheinland-Pfalz
ROE	Return on Education
SNZ	Schnitt-Naht-Zeit
SVR	Sachverständigenrat zur Begutachtung der Entwicklung im Gesundheitswesen
TP	Teilprozess
TV	Tarifvertrag
UEMS	Union Européenne des Médecins Spécialistes (UEMS)
UEP	Unique Employer Proposition
VUD	Verband der Universitätsklinika
WBO	Weiterbildungsordnung
ZB MED	Deutsche Zentralbibliothek für Medizin
ZBW	Zentrale Fachbibliothek und Forschungsinfrastruktur für Wirtschafts-wissenschaften

Abbildungsverzeichnis

Abb. 1: Übersicht Prozesse 19

Abb. 2: exempl. Fischgrät-Analyse der ärztlichen Weiterbildung 54

Abb. 3: Musterprozess der ärztl. Weiterbildung 55

Abb. 4: Deming Zyklus der ärztlichen Weiterbildung 56

Abb. 5 Beispiele der Prozessoptimierung 57

Tabellenverzeichnis

Tab. 1: Übertragung der Ansätze zur Prozessoptimierung.................59

1 Themeneinführung und Forschungsfrage

1.1 Aufbau der Thesis

Die ärztliche Weiterbildung stellt eine wesentliche Voraussetzung für die Niederlassung als Vertragsarzt und die eigenverantwortliche Tätigkeit im Krankenhaus dar (vgl. Kugelstadt 2014, S. 37; Heil, Schwandt, Schöffski 2009, S. 11). Diese Thesis betrachtet den Prozess der ärztlichen Weiterbildung zum Facharzt inklusive der notwendigen Rahmenbedingungen, um zur Reduzierung des Fachkräftemangels, zur allgemeinen Verbesserung der Qualität sowie der damit verbundenen Patientensicherheit beizutragen. Die Thesis steht somit in engem Zusammenhang mit den Modulen Personalmanagement, Qualitätsmanagement, Pädagogik sowie Betriebswirtschaftslehre und (Personal-)Marketing des Studiengangs Präventions- und Gesundheitsmanagement an der APOLLON Hochschule der Gesundheitswirtschaft.

Nach einer theoretischen Fundierung, der Darstellung des Ist-Zustandes und der Einordnung in den Kontext werden in einem ersten Schritt allgemeine Anforderungen bezüglich Mitarbeiterorientierung und Personalentwicklung in gängigen Qualitätsmanagementsystemen bzw. Normen vorgestellt. Studien und die Ergebnisse einer systematischen Literaturrecherche in den Themenfeldern Humanmedizin, Qualitäts-, Personal- und Bildungsmanagement sowie der dazugehörigen Fachpädagogik werden präsentiert und Good Practices auch aus angrenzenden Bereichen zur Reflexion der ärztlichen Weiterbildungsprozesse näher untersucht.

In einem letzten Schritt werden die notwendigen Rahmenbedingungen der Weiterbildung vertieft dargestellt, um einen abschließenden Vorschlag zur Prozessoptimierung zu formulieren. Ziele sind hierbei die zügige Vergrößerung des Humankapitals, die zeitnahe Beendigung der Facharztweiterbildung und die daraus resultierende verlängerte Verfügbarkeit für die Gesellschaft als Facharzt und ggf. als Vertragsarzt.

Hierzu wurde folgende Forschungsfrage formuliert:

Welche Hemmnisse bzw. welche Optimierungspotentiale können durch eine Literaturrecherche identifiziert werden, um eine Verbesserung des Weiterbildungsprozesses für angehende Fachärzte zu erzielen?

Da die Ärztekammern als Körperschaften öffentlichen Rechts föderalistisch angelegt sind, wurde zur Eingrenzung primär der Bezug zum Bundesland Schleswig-Holstein, dem Wohnort des Verfassers, hergestellt. Ausschlaggebend waren u.a. aktuelle Studien mit Bezug zu diesem Bundesland sowie das bevorstehende

Inkrafttreten der neuen Weiterbildungsordnung in Anlehnung an die Musterweiterbildungsordnung für Ärzte im Juli 2020.

Die in dieser Thesis verwendeten Personen- und Berufsbezeichnungen beziehen sich auf alle Geschlechter. Bei der primären Verwendung der männlichen wird die weibliche Form jeweils mitgedacht. Die Bezeichnungen Weiterbildungsassistent und Arzt in Weiterbildung werden aufgrund ihrer Historie und gegenwärtiger Verwendung im Berufsalltag als Synonyme betrachtet.

Eine nähere Betrachtung der zahnärztlichen Weiterbildung erfolgt im Rahmen dieser humanmedizinisch ausgerichteten Thesis nicht. Ebenso werden die sog. Schwerpunkt- und Zusatzweiterbildungen nicht näher betrachtet.

1.2 Kurzdarstellung des gegenwärtigen Fachkräftemangels in der Medizin

In der Medizin ist gegenwärtig ein starker Fachkräftemangel zu verzeichnen (vgl. Krukemeyer 2012, S. VII). Allein unter den Hausärzten wird von einem jährlichen Ersatzbedarf von 3.300 Ärzten ausgegangen (= 1/3 der jährlichen Absolventen im gesamten Bundesgebiet) (vgl. SVR 2014, S. 388). Derzeit sind bundesweit in Krankenhäusern mit über 100 Betten ca. 3.300 Arztstellen unbesetzt (vgl. Blum et al. 2019, S. 29 ff). Es ist davon auszugehen, dass sich diese Situation aufgrund des demografischen Wandels weiter verschärfen wird (vgl. Kirschner, Rottkemper, Binsch 2007, S. 4). Bis zum Jahre 2035 sind 81% (= 138.000) der derzeit in der vertragsärztlichen Versorgung praktizierenden Mediziner zu ersetzen (Bruttoersatzquote) (vgl. SVR 2018, S. 82).

Eine genaue Anzahl der Ärzte in Weiterbildung (ÄiW) kann auch durch Fachverbände nur geschätzt werden, da die Verzeichnisse durch die Ärztekammern unvollständig geführt werden oder fehlen (vgl. Müller, Strunk, Alken 2012, S. 1065 ff). Im Jahre 2016 waren bundesweit ca. 115.000 Ärzte in Weiterbildung beschäftigt (vgl. Marburger Bund 2016, S. 6). Es ist davon auszugehen, dass aufgrund unterschiedlicher privater wie organisatorischer Ursachen die ärztliche Weiterbildung nicht zügig, d.h. annähernd in Mindestweiterbildungsdauer absolviert wird (s. Kapitel 2.2.2.1). Jedes zusätzliche Jahr in Weiterbildung gehen diese Ärzte der Gesellschaft verloren, da in Krankenhäusern und als Vertragsarzt (d.h. im Auftrage der Kassenärztlichen Vereinigung) ausschließlich Fachärzte zur eigenständigen Leistung berechtigt sind (= Facharztniveau) (vgl. Heil, Schwandt, Schöffski 2009, S. 11).

Somit bleibt kritisch zu hinterfragen, ob zur Erfüllung der Bedürfnisse der Anspruchsgruppen (Stakeholder) die ärztliche Weiterbildung als Prozess zu verstehen sein sollte, der gesteuert und mittels Qualitätsmanagement-Techniken optimiert, beschleunigt und liefertreu beendet werden kann.

1.3 Kurzdarstellung der gegenwärtigen Weiterbildungsbedingungen

Derzeit stehen die Arbeits- und Weiterbildungsbedingungen junger Ärzte stark in der Kritik, was letztendlich im Oktober 2019 zu einem offenen Brief des BDI (Berufsverband Deutscher Internisten) an alle Gesundheitsminister der Länder führte (vgl. BDI 2019). Lediglich 27,14% der durch den Hartmannbund befragten Weiterbildungsassistenten waren optimistisch, dass ein Abschluss der Weiterbildung in der Regelweiterbildungszeit aufgrund der Arbeitsbedingungen möglich ist (vgl. Hartmannbund 2019, S. 105). Eine Stichprobe des Marburger Bundes ergab, dass lediglich 36% der Ärzte in Deutschland unter 49 Wochenstunden arbeiten (vgl. Marburger Bund 2020, S. 1 ff). Die durchschnittliche Arbeitszeit liegt bei 52,2 Wochenstunden (vgl. IQME 2019, S. 18). Ob eine parallel bzw. „bedside" (= am Krankenbett) verlaufende Weiterbildung unter solchen Arbeitsbedingungen optimal bzw. qualitativ hochwertig erfolgen kann, muss kritisch hinterfragt werden.

2 Theoretische Grundlagen der Themenfelder

2.1 Fachkräftemangel

Bundesweit sind 392.402 Ärzte berufstätig (Stand 31.12.2018) (vgl. BÄK 2018/1, S. 3). In Schleswig-Holstein leben derzeit 18.049 Ärzte, wobei sich hiervon 4.450 Ärzte ohne ärztliche Tätigkeit, in Elternzeit oder in der Freistellungsphase der Altersteilzeit befinden (vgl. ÄKSH 2019, o.S.). Vom Zeitpunkt der Berufsaufnahme bis zur Niederlassung vergehen ca. 8,5 Jahre (vgl. Walter et al. 2006, S. 76), bzw. werden ca. 7 Jahre ab Approbation in Krankenhäusern verbracht (vgl. Hinkelmann et al. 2018, S. 95). Dies bedeutet, dass selbst bei einer Weiterbildung in der vorgesehenen Mindestweiterbildungszeit von 5 - 6 Jahren diese Generation lediglich weitere 1-2 Jahre als Facharzt in der Klinik verbleibt. Der Mangel verschärft sich zusätzlich durch vermehrte Anstellungen in Teilzeit und eine zunehmende Feminisierung der Medizin (vgl. Hofmeister et al. 2010, S. 160).

Ursächlich für den Ärztemangel ist neben den Beschäftigungsangeboten außerhalb der kurativen Medizin oder im Ausland außerdem die gleichbleibende Anzahl von Studienplätzen der Humanmedizin bei einer parallel zunehmend alternden Ärzteschaft. Diese Entwicklung wurde nicht erst neuzeitlich festgestellt (vgl. Kirschner, Rottkemper, Binsch 2007, S. 4). Jährlich nehmen ca. 12.000 Personen das Studium der Humanmedizin auf (vgl. DESTATIS 2019, S. 29). Das Studium der Humanmedizin und die anschließende Weiterbildung zum Facharzt dauern in der Regel zw. 12 und 14 Jahre (vgl. KBV 2019/2, S. 53).

Aufgrund von wettbewerbsverschärfenden Faktoren, wie z.B. dem soziodemografischen Wandel, wird oftmals von einem Fachkräftemangel bzw. „War for Talents" gesprochen (vgl. Stotz, Wedel-Klein 2013, S. 41 ff; Hinkelmann et al. 2018, S. 96 ff). Auch in Kliniken ist somit der Kampf um Talente angekommen. Neben der Möglichkeit zur ärztlichen Weiterbildung bedarf es jedoch inzwischen weitgreifender Entscheidungen im Personalmanagement, um Fachkräfte zu finden und zu binden (vgl. Hinkelmann et al. 2018, S. 97). So sind Karrierewege nicht nur anzubieten, sondern durch Familienfreundlichkeit, strukturiertes Problemmanagement, Führungskräfteschulungen und eine wertschätzende Gesprächskultur zu unterstützen (vgl. Löffler, Goldgruber, Hartinger 2018, S. 169). Freie Stellen sind besonders schwer für kleinere Kliniken und niedergelassene Ärzte zu besetzten, da dort oftmals keine vollständige Weiterbildung möglich ist (vgl. Kirschner, Rottkemper, Binsch 2007, S. 4).

2.2 Definitionen

Im Folgenden werden zur besseren Einordnung in das Spannungsfeld relevante Begriffe und Institutionen aus den Bereichen Weiterbildung/Pädagogik, Berufskunde und Qualitätsmanagement vorgestellt. Sie ergänzen die Themeneinführung und Problemstellung aus den Kapiteln 1.2 und 1.3.

2.2.1 Allgemeine Grundlagen zu Weiterbildungen

Weiterbildungen sind von Fortbildungen zu trennen, da in Fortbildungen lediglich bereits vorhandenes Wissen aktualisiert wird. Weiterbildungen vermitteln hingegen neue Qualifikationen für eine Tätigkeitsveränderung (vgl. Terbille, Clausen, Schroeder-Printzen 2013, S. 648).

Die Weiterbildung in der Medizin stellt die extrauniversitäre Facharztweiterbildung dar, die mit der Prüfung vor der Ärztekammer endet (vgl. KVSH 2017/1, S. 37; Heil, Schwandt, Schöffski 2009, S. 7, 11).

2.2.1.1 Bildungsmanagement

Die stakeholderzentrierte Angebotsentwicklung und -weiterentwicklung kann unter dem Begriff Bildungsmanagement zusammengefasst werden. Hierzu gehört auch das Handlungsfeld Qualitätsmanagement (vgl. Seufert, 2013 S. 2 f). Bildungsmanagement ist hierbei dem Fachgebiet der Wirtschaftspädagogik zugeordnet und somit im Spannungsfeld der Fachbereiche Ökonomie und Pädagogik verortet (vgl. Seufert 2013, S. 4 f). Der Begriff Management beschreibt den Anspruch anstehende Aufgaben professionell abzuarbeiten (vgl. von Knyphausen-Aufseß 2011, S. 56). Er kann in das Bildungsbetriebsmanagement (bestehend aus Organisationsentwicklung, Personalmanagement, Bildungsfinanzierung, Bildungsmarketing und Bildungscontrolling) und in das Bildungsprozessmanagement unterteilt werden (vgl. Griese, Marburger 2011, S. 14 ff). Hierbei sollten Weiterbildungen als Prozesse verstanden und dargestellt werden (vgl. Häring 2003, S. 44 f; Friedrich 2012, S. I, 4, 51; Hölbling, Stößel, Bohlander 2010, S. 8; Zech 2008, S. 58; Rau et al. 2014, S. 1, 9; Seufert 2013, S. 254; Griese, Marburger 2011, S. 14 ff).

2.2.1.2 Bildungscontrolling und Evaluation

Bildungscontrolling betrachtet alle Teilprozesse des sog. Bildungszyklus (u.a. Bedarfsanalyse, Konzeption, Kostenplanung, Realisierung und Erfolgskontrolle). Es dient der Kontrolle, Steuerung, Dokumentation und Kommunikation betrieblicher Weiterbildung. Es ist somit mit der Weiterbildungsevaluation verwandt, jedoch zukunftsorientiert ausgerichtet (vgl. Hölbling, Stößel, Bohlander 2010, S. 8; Zalenska 2010, S. 376). Evaluation ist hingegen ein Bestandteil des Bildungscontrollings (vgl. Häring 2003, S. 15; Zalenska 2010, S. 376).

Bildungscontrolling arbeitet, wie jedes andere Controlling auch, mit Kennzahlen, Kennziffern und Indikatoren, fokussiert jedoch primär die Ziele der (Weiterbildungs-) Organisation (vgl. Zech 2017, S. 74). Es ist Teil des Qualitätsmanagements (vgl. Zalenska 2010, S. 376). Regelmäßige Umfragen dienen der Ermittlung der Weiterbildungsqualität (vgl. Heil, Schwandt, Schöffski 2009, S. 40).

Die Evaluation von Bildungsmaßnahmen dient primär einer Aufspürung von Verbesserungspotential. Die sog. formative Evaluation bietet schon während der Weiterbildungsmaßnahme die Möglichkeit korrigierend einzugreifen (vgl. Häring 2003, S. 19). Die Aspekte Teilnehmerzufriedenheit, Lernerfolg und der Transfererfolg sollten hingegen summativ (d.h. am Ende) evaluiert werden (vgl. Zech 2017, S. 66).

Bildungscontrolling durchläuft hierbei 4 Stufen, die nach Kirkpatrick unterschiedlich gemessen und bewertet werden können. Hierzu zählen die Zufriedenheit (Happiness sheets), der Lernerfolg (Lerntests), der Transfererfolg (Beobachtungen am Arbeitsplatz) sowie der Geschäftserfolg (Return on Education / Return on Investment) (vgl. Kirkpatrick, o.J. zitiert nach Hölbling, Stößel, Bohlander 2010, S.13 ff).

Auch Weiterbildungsmaßnahmen sind demnach dem Prinzip der Wirtschaftlichkeit zu unterwerfen. Dies bedeutet, dass eine Investition in das Personal bzw. deren Weiterbildung sich letztendlich im Unternehmenserfolg abzeichnen muss. Die Ermittlung des Return on Education (ROE) ist jedoch sehr aufwendig und auch in der Praxis selten (vgl. Hölbling, Stößel, Bohlander 2010, S. 52). Ebenso sind der tatsächliche Lerneffekt und die Übertragung in die Berufspraxis (Transfererfolg) weiteren äußeren und inneren Einflüssen ausgesetzt (vgl. Häring 2003, S. 3).

2.2.2 Allgemeine Grundlagen der ärztlichen Weiterbildung

Die Hierarchie innerhalb der Ärzteschaft ist zunächst durch verbindliche Bildungsgänge und -dauern gekennzeichnet. Einerseits dient die Fort- und Weiterbildung primär der Erfüllung gesetzlicher Vorgaben, andererseits ist die sog. postgraduale ärztliche Bildung aus Sicht der Patienten wichtiger, da hier der aktuelle Wissensstand des schnell anwachsenden medizinischen Fachwissens vermittelt wird (vgl. Klech 2013, S. 189, 194).

Die Weiterbildung zum Facharzt erfolgt in Deutschland parallel zur Berufstätigkeit als Assistenzarzt am Arbeitsplatz (vgl. Fabry 2012, S. 13.). Die Präambel der Musterweiterbildungsordnung (MWBO) bezeichnet sie als strukturiert und der § 4 Abs. 2 MWBO konkretisiert, dass die Weiterbildung gründlich und umfassend sein muss.

Die Weiterbildung verläuft größtenteils im sog. Bedside Teaching (Unterricht am Krankenbett) bzw. weitestgehend ungeplant im klinischen Alltag (vgl. Kollewe, Sennekamp, Ochsendorf 2018, S. 56 f). Derzeit werden 51 Facharzt-, 10 Schwerpunkt- und 57 Zusatzweiterbildungen angeboten (vgl. BÄK 2018/2). Gemäß § 14 der Weiterbildungsordnung der schleswig-holsteinischen Ärztekammer dauert die abschließende Prüfung mindestens 30 Minuten. Ein erfolgreicher Abschluss der ärztlichen Weiterbildung stellt die Grundlage für die Position und Gehaltsstufe eines Oberarztes dar. Ohne die abgeschlossene Weiterbildung ist eine Abrechnung als Vertragsarzt der gesetzlichen Krankenkassen nicht möglich (vgl. Kugelstadt 2014, S. 37; Heil, Schwandt, Schöffski 2009, S. 11). Sie stellt eine Maßnahme zur Qualitätssicherung der Strukturqualität dar. Die Prozessqualität betrachtet hingegen Abläufe in der Praxis/Klinik und die Ergebnisqualität, u.a. die Patientenperspektive (vgl. KBV 2019/2, S. 51, 143).

Müller, Strunk und Alken kritisieren, dass die Landesärztekammern offensichtlich keine Übersicht über die Anzahl bzw. Identität ihrer Schutzbefohlenen haben (vgl. Müller, Strunk, Alken 2012, S. 1065 ff). Auch das Bundesarztregister der KBV bietet keinen Aufschluss über die Anzahl der Weiterbildungsassistenten (vgl. KBV 2019/3, S. 4).

Im Jahre 2016 wurde von ca. 115.000 Ärzten in Weiterbildung ausgegangen (vgl. Marburger Bund 2016, S. 6). Laut Marburger Bund entspricht die Anzahl der Ärzte in Weiterbildung ungefähr der Altersgruppe bis 39 Jahre der Ärzte ohne Gebietsbezeichnung. Im Jahre 2018 wären es hiernach nur noch 83.762 Ärzte in Weiterbildung gewesen (vgl. BÄK 2018/1, S. 30). An dieser Stelle muss jedoch kritisch hinterfragt werden, ob diese Zahlen plausibel bzw. vollständig sein können. Keine (vollständige) Berücksichtigung erhalten aufgrund ihres eventuell höheren Alters hierdurch die Weiterbildungsassistenten in Teilzeit (verlängerte Weiterbildung), die Weiterbildungsassistenten nach mehrjähriger Elternzeit, die Weiterbildungsassistenten mit Lehre/Berufstätigkeit/Erststudium etc. vor der Studienaufnahme und die Teilnehmer einer zweiten Weiterbildung nach Abschluss einer ersten Weiterbildung.

Um die hohen Qualitätsanforderungen des deutschen Gesundheitssystems zu erfüllen, bedarf es einer hervorragenden Organisation der Aus- und Weiterbildung. Dies betrifft auch die Qualifikation der Einkäufer von Bildungsangeboten (vgl. Schmidt, Stegherr 2018, S. 385). Gleiches sollte somit auch für die Personalbeschaffung der internen Weiterbildungsbefugten gelten. Letztendlich stellt die ärztliche Weiterbildung (zumindest anteilig) ein Bildungsangebot an interne Kunden dar. Die Weiterbildung von Assistenzärzten unterstützt die Bildung eines positiven Unternehmensimages (vgl. Heil, Schwandt, Schöffski 2009, S. 105). Eine Vergütung des Weiterbildungsaufwands erfolgt derzeit nur indirekt und unabhängig der Weiterbildungstätigkeit (vgl. SVR 2018, S. 250).

Da das Bildungsangebot und die Durchführung für viele Studierende und Assistenzärzte von großer Bedeutung sind, werden im Kapitel 2.2.2.3 die medizinpädagogische Aspekte betrachtet.

2.2.2.1 Ist-Zustand der ärztlichen Weiterbildung

Die ärztliche Weiterbildung ist in einer Weiterbildungsordnung festgelegt (vgl. BÄK 2018/2). Sie ist dem Berufsrecht zugeordnet (vgl. KBV 2019/2, S. 144). Das Berufsrecht der Ärzte kann vereinfacht als eine Normensammlung verstanden werden, die für die Tätigkeit als Arzt relevant ist (vgl. Taupitz 1991, S. 157). Die Bundesärztekammer (BÄK) hat hierbei keinen direkten Einfluss auf die Ärzte, da diese Pflichtmitglieder der jeweiligen Landesärztekammer sind. Die Pflichtinhalte können teilweise maßgeblich von einander abweichen. Als Beispiel für die Unterscheidungen sei an dieser Stelle die chirurgische Fachkompetenz der Allgemeinmediziner zu nennen. Während in Schleswig-Holstein jeder Allgemeinmediziner 6 Monate in der Chirurgie weitergebildet werden muss (WBO ÄKSH 2011, Abschnitt B), so ist dies in Niedersachsen nur optional (WBO ÄKN 2018). Die MWBO wurde zuletzt im Jahre 2018 in einer überarbeiteten Version verabschiedet und tritt, angepasst an die regionalen Bedürfnisse, im Juli 2020 als Weiterbildungsordnung der Landesärztekammer Schleswig-Holstein in Kraft (WBO ÄKSH 2020) (vgl. BÄK 2019, o.S.).

Im gewichteten Mittel sind die durch die Kassenärztliche Bundesvereinigung (KBV) für den Fachbereich Allgemeinmedizin geförderten Ärzte in Weiterbildung 38,3 Jahre alt (vgl. KBV 2019/1, S. 7 f). Hier besteht aus Prozesssicht somit ein deutlicher Handlungsbedarf. Bei einer Studienaufnahme im Alter von 18 Jahren, einem Abschluss der medizinischen Aus- und Weiterbildung nach 14 Jahren und einem Renteneintrittsalter von 67 Jahren verblieben dem Facharzt somit im Optimalfall 35 Jahre in dieser Tätigkeit. Sein Arztsitz müsste erst im Anschluss nachbesetzt werden. Die Gesamtheit der Befragten der KBV im Jahre 2018 waren im Durchschnitt sogar 39,5 Jahre alt (vgl. KBV 2019/1, S. 27). Dies verkürzt ihre Tätigkeit als Facharzt.

Der Hartmannbund befragte 2018/2019 1.437 Assistenzärzte. Hiervon befanden sich 3,97% bereits jenseits des 6. Jahres als Assistenzarzt (vgl. Hartmannbund 2019, S. 2, 11). Die Regelweiterbildungszeit variiert in Abhängigkeit des angestrebten Facharztabschlusses zw. 48 Monaten (z.b. FA für Anatomie) und 72 Monaten (z.b. FA für Chirurgie) (vgl. BÄK 2018/2). Die Arbeitsbedingungen der Assistenzärzte werden zu 67,15% mit befriedigend und schlechter bewertet (vgl. Hartmannbund 2019, S. 57); die Einarbeitung wurde von 56,44% mit ausreichend oder schlechter bewertet (vgl. Hartmannbund 2019, S. 113). 30,48% der Assistenzärzte überlegten ihren Beruf aufzugeben oder zumindest den Facharzt zu wechseln (vgl. Hartmannbund 2019, S. 63). Es lassen sich zunehmend Burnout, Arzneimittelkonsum und Alkoholabusus feststellen (vgl. Raspe et al. 2019, o.S.). 79,34% der befragten Assistenzärzte arbeiten inkl. Überstunden und Bereitschaften mehr als 45 Wochenstunden (vgl. Hartmannbund 2019, S. 47). Der Marburger Bund beziffert dies in seinem Monitor 2017, übergreifend für alle Ärzte im Krankenhaus, mit 51,4 Wochenstunden (vgl. Marburger Bund 2017/1, S. 2; IQME 2017, S. 18). Die aktuelle Umfrage des Marburger Bundes (6.474 angestellte Ärzte, davon 42% AiW) konkretisiert hierzu, dass 41% der Ärzte zw. 49 und 59 Wochenstunden arbeiten müssen, 22% sogar 60 bis 80 Wochenstunden. Nur 36% der Ärzte arbeiten unter 49 Wochenstunden (vgl. Marburger Bund 2020, S. 1 ff). Seit dem Jahre 2017 ist die durchschnittliche wöchentliche Arbeitszeit somit auf 52,2 Wochenstunden gestiegen (vgl. IQME 2019, S. 18). Die DKG (Deutsche Krankenhausgesellschaft) spricht von einer bekannten Mehrbelastung durch die vertraglich erlaubte Wochenarbeitszeit von bis zu 58 Wochenstunden und der parallel verlaufenden ärztlichen Weiterbildung (vgl. DKG 2020, S. 2). Hierzu ist jedoch anzumerken, dass diese hohen Stundenbelastungen durch die Tarifverträge des Marburger Bunds zulässig sind (vgl. Marburger Bund 2010, S. 8; Marburger Bund 2019, S. 13).

Eine Studie aus dem Jahre 2012 ergab, dass 32,6% der befragten Ärzte mit den Fort- und Weiterbildungsmöglichkeiten unzufrieden sind. 25% der Befragten Ärzte befanden sich zum Zeitpunkt der Befragung in einer Weiterbildung zum Facharzt (vgl. Buxel 2013, S. 23, 76). Über 40% der Befragten empfanden den vereinbarten Anspruch auf Weiterbildung als nicht ausreichend erfüllt; ebenfalls über 40% der Befragten mussten für ihre Weiterbildung zusätzliche Überstunden akzeptieren, über 55% der Teilnehmer bezeichnen sie als unstrukturiert (vgl. Buxel 2012, S. 78).

Eine andere Erhebung ergab, dass 38% der mit den Arbeitsbedingungen unzufriedenen Ärzten die Qualität als nicht ausreichend bewerten (vgl. Raspe et al. 2018, S. e45). Lediglich 4% der Befragten Weiterbildungsassistenten gehen davon aus, dass eine zusätzliche externe Schulung vor der Facharztprüfung unnötig sei (vgl. Raspe et al. 2018, S. e46).

Durch eine Prozessbeschleunigung bzw. Optimierung zur Zielerreichung in Mindestweiterbildungszeit würde das Humankapital schneller vergrößert werden und Ärzte könnten mehr Dienstjahre in einer niedergelassenen Tätigkeit verbringen. Dies könnte nachhaltig die Zahl der parallel praktizierenden niedergelassenen Ärzte erhöhen. Zur Prozessoptimierung und -beschleunigung werden in Kapitel 6.3 Lösungsansätze vorgestellt. Die Aspekte Professionalisierung der Weiterbildungsbefugten und Finanzierung der Weiterbildung werden in den Kapiteln 4.5, 5.2 sowie 5.4.4.2 aufgegriffen.

2.2.2.2 Befugung zur ärztlichen Weiterbildung

Die ärztliche Weiterbildung ist außerhalb der Universität verortet. Sie wird jedoch nicht direkt durch die jeweils zuständige Landesärztekammer durchgeführt. Durch die Befugung delegiert sie ihre hoheitliche Aufgabe der Weiterbildung an die Leistungserbringer (vgl. Marburger Bund 2016, S. 35).

Hierbei ist zu beachten, dass der Begriff der Befugung in der Humanmedizin nicht dem Begriff der Ermächtigung entspricht. Dieser wird inzwischen für den Vorgang zur Teilnahme an der vertragsärztlichen Versorgung der Kassenärztlichen Vereinigungen verwendet (vgl. KBV 2014, S. 44).

Voraussetzungen für die Befugung sind gemäß § 5 Abs 2 MWBO die mehrjährige Tätigkeit als Facharzt sowie die fachliche und persönliche Eignung (vgl. BÄK 2018/2, S. 12). In Schleswig-Holstein muss der Bewerber seit mindestens einem Jahr in verantwortlicher und bezüglich Weiterbildungsthemen in weisungsungebundener Stellung oder seit mindestens einem Jahr niedergelassen sein (vgl. ÄKSH o.J./3 S. 1).

Dem Recht zum Weiterbilden stehen Auflagen und Pflichten gegenüber. Generell haben Ärzte in Weiterbildung einen Rechtsanspruch auf eine korrekte Durchführung der Weiterbildung (vgl. Terbille, Clausen, Schroeder-Printzen 2013, S. 659). So ist mindestens jährlich gem. § 5 Abs. 3 MWBO ein Gespräch zw. dem Weiterbildungsbefugten und dem Arzt in Weiterbildung vorgesehen und der Weiterbildungsstand zur Aufdeckung von Defiziten im sog. Logbuch zu dokumentieren (vgl. BÄK 2018/2, S. 12).

Der Weiterbildende hat gem. §5 WBO ÄKSH 2011 die Plicht, einen Weiterbildungsplan zu erstellen, die Weiterbildung persönlich zu leiten und zu gestalten, Weiterbildungszeugnisse auszustellen, das Logbuch der Ärzte in Weiterbildung zu unterschreiben und sich an Maßnahmen zur Evaluation und Qualitätssicherung der Ärztekammer zu beteiligen (vgl. ÄKSH o.J./2, S. 1). Eine Pflicht zur eigenen Weiterbildung für Weiterbildungsbefugte ist hingegen bisher nicht direkt erwähnt (vgl. ÄKSH o.J./3 S. 1), wird jedoch mit der Einführung der neuen Weiterbildungsordnung der Landesärztekammer Schleswig-Holstein (WBO ÄKSH 2020) im Sommer 2020 verpflichtend werden (vgl. BÄK 2019). Der Weiterbildungsbefugte und seine Rollenkonflikte werden in Kapitel 5.4.4.2 näher betrachtet.

2.2.2.3 Medizinpädagogische Grundlagen

Einleitend muss festgehalten werden, dass der Begriff der Medizinpädagogik bis heute nicht ausreichend gefestigt ist (vgl. Ertl-Schmuck 2018, S. 215 ff). Die Medizinpädagogik hat als eigenständige Fachrichtung noch Nachholbedarf in der Theoriebildung (vgl. Cassens 2014, S. 88).

Ganz allgemein sollten Leitfragen die Unterrichtsplanung begleiten. Zu klären sind u.a. das Lehrgangsziel, die Lerninhalte, der Hintergrund der Teilnehmer, die Lehrmethode, der konkrete Ablauf der Veranstaltung und die Erfolgskontrolle (vgl. Kollewe, Sennekamp, Ochsendorf 2018, S. 21). Die klassische Methode des Unterrichts in medizinischen Einrichtungen ist das sog. Bedside Teaching, also direkt am Krankenbett. Zusätzlich finden sich jedoch noch viele ungeplante Momente für kurze Inhalte (vgl. Kollewe, Sennekamp, Ochsendorf 2018, S. 56 f). Die Lernumgebung und jeweilige Situation sind hierbei stets kritisch zu betrachten. Ungeeignet sind z.B. zu laute Räumlichkeiten. Ebenso ist die Aufnahmefähigkeit der Teilnehmer zu bewerten (vgl. Kollewe, Sennekamp, Ochsendorf 2018, S. 58). In der Planung ist neben den Lerninhalten somit die Lernform zu bedenken (vgl. Hölbling 2007, S. 7).

2.2.3 Stakeholder/Anspruchsgruppen

Zum Umfeld von Organisationen gehören auch die sog. Anspruchsgruppen (Stakeholder). Ihre Anliegen sind teilweise verbindlich bei Entscheidungen zu berücksichtigen oder sollten zumindest bekannt sein. Sendlhofer, Eder und Brunner konkretisieren die Stakeholder eines Unternehmens. Hierzu werden neben den Kunden die Gesellschafter, Aktionäre, Aufsichtsräte, Lieferanten, Medien, Bevölkerung und die Politik gezählt. Im Gesundheitswesen sind besonders viele Interessensgruppen zu befriedigen (vgl. Sendlhofer, Eder, Brunner 2018, S. 1 ff).

Die Sicht der Patienten wird in dieser Ausarbeitung nicht näher betrachtet, da diese keine regulierenden Einflüsse auf die Ärzteschaft haben. Dennoch sollten alle Stakeholder den Patienten als ebenso berechtigten Stakeholder wahrnehmen. Eine Patientenzentrierung ist in vielen Managementsystemen eine zentrale Forderung (s. Kapitel 4.2.1).

Ziel dieses Kapitels ist die kritische Hinterfragung der Zuständigkeit und Kompetenz sowie die Entwicklung einer Empfehlung für zukünftige Beratertätigkeiten (s. Kapitel 7, Fazit).

2.2.3.1 Körperschaften

Die **Bundesärztekammer** ist die höchste Einrichtung der ärztlichen Selbstorganisation. Die derzeit 17 Ärztekammern sind in ihr vertreten (BÄK 2014/2). Seit einer Umstrukturierung ist die Bundeärztekammer nicht mehr primär für die Weiterbildungsqualität zuständig (vgl. BÄK 2009, S. 13). Die **Landesärztekammern** sind die regionalen Selbstverwaltungsorgane der Ärzteschaft, wobei das Bundesland Nordrheinwestfalen 2 Ärztekammern besitzt. Die Verkammerung der Ärzteschaft diente der Entstaatlichung sowie dem Aufbau einer Interessensvertretung (vgl. Kirste 2017, S. 131 f, S. 169). Die Ärztekammer ist gemäß ihrer Satzung besonders für die Qualitätssicherung in der ärztlichen Weiterbildung zuständig (vgl. BÄK o.J./1). In Schleswig-Holstein ist die Ärztekammer im Heilberufekammergesetz (HBKG) als Körperschaft des öffentlichen Rechts benannt.

In Deutschland haben die Ärzte, Zahnärzte und Physiotherapeuten eine gemeinsame Selbstverwaltung. Der **G-BA (Gemeinsamer Bundesausschuss)** ist das zugehörige höchste Beschlussgremium. Der G-BA legt rechtskräftig die Leistungen der gesetzlichen Krankenkassen fest (vgl. G-BA 2018, S. 4 f). Näheres hierzu regeln die §§ 91 bis 94 des SGB V (Sozialgesetzbuch V).

Der § 135a SGB V verpflichtet die Leistungserbringer zur Qualitätssicherung. Der G-BA veröffentlichte hierzu eine konkretisierende Richtline. Auch wenn hier die Aspekte Mitarbeiterperspektiven, Fortbildungen und Risikomanagement erwähnt werden, so sind die Aspekte Weiterbildung und Fachkräftesicherung nicht konkret angesprochen (vgl. G-BA 2015, S. 5, 7).

Das **IQWiG (Institut für Qualität und Wirtschaftlichkeit im Gesundheitswesen)** ist eine durch den G-BA geschaffene privatwirtschaftliche Einrichtung, die Nutzen, Qualität und Wirtschaftlichkeit medizinischer Leistungen bewerten soll (vgl. Ertl-Wagner, Steinbrucker, Wagner 2013, S. 20; Stiftung für Qualität und Wirtschaftlichkeit im Gesundheitswesen, o.J.). Der § 137a SGB V regelt hierzu die

Tätigkeitsschwerpunkte. Hierzu zählt jedoch offensichtlich nicht die Qualität der Weiterbildung zum Facharzt.

Der Zusammenschluss der BÄK und der KBV zum **AEZQ (Ärztliches Zentrum für Qualität in der Medizin)** soll die Qualität der ärztlichen Tätigkeiten sichern. Die Weiterbildung von Ärzten ist jedoch nicht in den Grundsätzen festgeschrieben, sondern lediglich Evidenzbasierte Medizin, Patientensicherheit, Patientenorientierung und Transparenz (vgl. AEZQ 2020, o.S.).

Des Weiteren arbeitet das **IQTiG (Institut für Qualitätssicherung und Transparenz im Gesundheitswesen)** im Auftrag des G-BA. Der Auftrag umfasst Aspekte der gesetzlich verankerten Qualitätssicherung im Gesundheitswesen, u.a. die Entwicklung von Verfahren zur Qualitätssicherung (vgl. IQTiG o.J.).

Auch die **KV (Kassenärztliche Vereinigung)** ist eine Körperschaft öffentlichen Rechts. Sie ist im § 77 SGB V und in ihrer Satzung näher beschrieben. Mitglieder sind jedoch lediglich die niedergelassenen Ärzte (vgl. KVSH 2017/2).

2.2.3.2 Gewerkschaften und Verbände

Der **Marburger Bund** ist die Gewerkschaft der angestellten und verbeamteten Ärzte. Zusätzlich vertritt der Marburger Bund die Interessen der Medizinstudierenden (vgl. Marburger Bund 2017/3).

Der **Hartmannbund** ist hingegen ein eingetragener Verein mit dem Ziel der Interessensvertretung seiner Mitglieder, was u.a. soziale und berufliche Aspekte beinhaltet (vgl. Hartmannbund 2013, S. 1).

2.2.3.3 Staatliche Einrichtungen

Nennenswert sind hier besonders das **BMG (Bundesministerium für Gesundheit)** und die **Landesbehörden**, da sie über die Ärztekammern die Aufsichtspflicht besitzen (vgl. Kirste 2017, S. 652 ff, 666 ff; Wasem et al. 2013, S. 65).

2.2.3.4 Sonstige Stakeholder

Der **VUD (Verband der Universitätsklinika e.V.)** ist die Interessensvertretung der 34 deutschen Universitätsklinken. Neben Vermittlungsaufgaben gegenüber der Politik und allgemeiner Öffentlichkeitsarbeit stellt der VUD u.a. eine Austauschplattform zu Managementfragen der Universitätsklinken dar (vgl. VUD o.J.; VUD 2016).

Die **AWMF (Arbeitsgemeinschaft der Wissenschaftlichen Medizinischen Fachgesellschaften)** wurde gegründet, um gemeinsam Interessen gegenüber staatlichen Einrichtungen und der Selbstverwaltung vertreten zu können. Die Gründung der AWMF wurde durch die Einführung der Facharztprüfung initiiert (vgl. AWMF o.J.).

2.2.4 Allgemeine Grundlagen zu Qualitätsmanagement und -sicherung

Qualität ist zunächst ein werteneutraler Begriff, der erst durch den Vergleich von Anforderungen und Erfüllungsgrad gemessen werden kann (vgl. Brüggemann, Bremer 2020, S. 3 f). Das Qualitätsmanagement dient der strukturierten Weiterentwicklung, Verbesserung und Überprüfung u.a. von Bildungsangeboten (vgl. Seufert 2013, S. 350) und ist als zentraler Bestandteil des Managements anzusehen (vgl. Schrappe 2010/2, S. 292).

Ein Qualitätsmanagement-System (QMS) beschreibt alle notwendigen Methoden, um positiv auf die Qualität einzuwirken. Sie umfasst in der Regel Zieldefinitionen, die Qualitätspolitik sowie die Qualitätsplanung, -lenkung, -sicherung und -verbesserung (vgl. Brüggemann, Bremer 2020, S. 124). Eine Zertifizierung ist für einige QMS optional möglich (vgl. Brüggemann, Bremer 2020, S. 138 ff).

Im Qualitätsmanagement werden oftmals folgende 7 Grundsätze angeführt: Kundenorientierung, Führung, Mitarbeiterorientierung, Prozessorientierung, (ständige) Verbesserung, Faktenbasierte Entscheidungsfindung, Beziehungsmanagement (vgl. Hensen 2019, S. 56 ff).

Die Aspekte Kundenorientierung, Mitarbeiterorientierung und Prozessorientierung werden im Kapitel 4.1 näher betrachtet.

3 Methodik

3.1 Quellen

Die Ausarbeitung erfolgte primär auf Grundlage einer systematischen Literaturrecherche. Hierzu wurden die Datenbanken Livivo (Deutsche Zentralbibliothek für Medizin (ZB MED)), Springer Link, der Verbundkatalog des GBV (Gemeinsamer Bibliotheksverband), ECONBIZ/ECONIS (Online-Katalog der Deutschen Zentralbibliothek für Wirtschaftswissenschaften des Leibniz-Informationszentrums Wirtschaft (ZBW)), die Datenbank des AWMF (Arbeitsgemeinschaft der Wissenschaftlichen Medizinischen Fachgesellschaften) sowie zur Good-Practice-Recherche die Datenbank AEQSI (Ärztliche Qualitätssicherungsinitiativen) der Bundesärztekammer und die Suchmaschine des BIBB (Bundesinstitut für Berufsbildung) gesichtet. Ebenso wurden die Suchmaschine Google Books und eine persönliche Handbibliothek mit den Schwerpunkten Qualitätsmanagement, Weiterbildung, Medizin und Gesundheitsmanagement zur Hilfe genommen und Literatur aus dem Buchbestand der Universitätsbibliothek der CAU Kiel gesichtet. Des Weiteren wurden die Ärzteblätter der Bundesärztekammer und der Ärztekammer Schleswig-Holstein bei der Suche berücksichtigt. Das Bundesärzteblatt dient der BÄK und KBV als offizielles Veröffentlichungsorgan (vgl. Ärzteverlag o.J.).

Ab dem 16. März 2020 musste aufgrund der COVID-19-Pandemie auf weitere gedruckte Literatur der ZBW, CAU Universitätsbibliothek und über den GBV verzichtet werden.

Die Datenbank Livivo der Deutschen Zentralbibliothek für Medizin (ZB MED) wurde als primäre Bezugsquelle ausgewählt, da diese 71 Fachdatenquellen vereint, ausländische Quellen automatisch übersetzt und ohne die zusätzliche Eingabe von Trunkierung/Suchoperatoren alternative Wortendungen automatisch ergänzt. Ebenfalls automatisch werden fachspezifische Thesauri im Hintergrund konsultiert (vgl. ZB MED o.J.). Für aktuelle Definitionen wurde die Onlineversion des Gabler Wirtschaftslexikons bevorzugt.

3.2 Einschlusskriterien

Den Suchbegriffen „Weiterbildung" und „Facharzt" wurde die größte Bedeutung zugesprochen. Lediglich ergänzend bzw. zur weiteren Reduzierung und Konkretisierung der Suchergebnisse wurden die Begriffe Arbeitsqualität, Qualität, Qualitätssicherung, Assistenzarzt, Qualitätsmanagement, Didaktik/Medizindidaktik,

Methodik

Medizinpädagogik, Weiterbildungshemmnis, Hemmnisse, Bildungscontrolling, Prozessoptimierung, Lean Management, Medizin, Pädagogik, Assistenzarzt/-ärzte, Befugung, Chefarzt, Ärztekammer und Schleswig-Holstein eingesetzt sowie deren Kombinationen, Plurale und Erweiterungen mittels dem Operatoren Sternchen (*).

In der Datenbank Livivo wurde zusätzlich der freie Zugang als Rahmenbedingung der Suche festgelegt, da ein Zugriff auf die Bestandsliteratur in Köln außerhalb der Fernleihe nur eingeschränkt möglich war.

Die derzeit gültige Weiterbildungsordnung und deren mitgeltenden Dokumente wurden eingeschlossen, auch wenn eine neue Weiterbildungsordnung schon verabschiedet und veröffentlicht wurde.

3.3 Ausschlusskriterien

Generell wurde primär versucht aktuelle Literatur und die jeweils aktuellen Auflagen zu verwenden (Einschränkungen s. Kapitel 7.2). Literatur mit retrospektiver Betrachtung und zur Ist-Situation der Krankenhausfinanzierung durfte hierbei nicht älter als aus dem Jahre 2004 sein, da hier verpflichtend das G-DRG-System (German Diagnosis Related Groups) in Deutschland eingeführt wurde. Maximales Alter der Literatur über die Durchführung der Weiterbildung wurde auf das Jahr 2003 festgelegt, da die MWBO aus dem Jahre 2003 teilweise bis heute Anwendung findet. Im Jahre 2018 wurde eine neue MWBO veröffentlicht, die bis heute jedoch nicht flächendeckend zur Einführung eigener Weiterbildungsordnungen geführt hat. Dies gilt auch für Schleswig-Holstein. Bevorzugt wurden, sofern verfügbar, Quellen aus den Jahren 2010-2020. Gutachten wurden auch mit einem älteren Veröffentlichungsdatum akzeptiert. Ältere Literatur wurde eingeschlossen, wenn auch in der Gegenwart noch eine Gültigkeit besteht bzw. keine aktuellere Auflage veröffentlicht wurde.

Englischsprachige Suchergebnisse (mit Ausnahme von englischsprachigen Abstracts aus Deutschland) wurden weniger berücksichtigt, da die Weiterbildung national festgelegt und organisiert ist. Lediglich zum Vergleich (Good Practice) wurden englischsprachige Ergebnisse eingeschlossen. Selbiges gilt für die Besonderheiten der übrigen Bundesländer.

Bereits während der Themenfeldabsteckung, zur Erlangung des recherche-relevanten Vokabulars sowie zur Literatur- und Primärdatenbeschaffung wurden folgende Institutionen kontaktiert, die dem Verfasser bekannt waren oder im Rahmen der Literaturrecherche als relevant ermittelt wurden:

IQTiG (Institut für Qualitätssicherung und Transparenz im Gesundheitswesen), G-BA (Gemeinsamer Bundesausschuss), BVOU (Berufsverband für Orthopädie und Unfallchirurgie), BIBB (Bundesinstitut für Berufsbildung), DIHK (Deutsche Industrie- und Handelskammertag), IAB (Institut für Arbeitsmarkt- und Berufsforschung), Hartmannbund, InEK (Institut für das Entgeltsystem im Krankenhaus), KVSH (Kassenärztliche Vereinigung Schleswig-Holstein), KBV (Kassenärztliche Bundesvereinigung), Marburger Bund, die Ärztekammern Schleswig-Holstein (Wohnort des Verfassers) und Bremen (Sitz der APOLLON Hochschule), BÄK (Bundesärztekammer), Statistisches Bundesamt und Gesundheitsministerium.

Die der KVSH vorliegenden Daten dürfen aufgrund der besonderen Datenschutzregeln für Sozialdaten gem. §§ 67c, 75 SGB X weder eingesehen noch veröffentlicht werden. Eine eigene Primärforschung wurde in Absprache mit den Betreuern der Thesis nicht durchgeführt; ausreichend aktuelle Datensätze liegen durch Erhebungen diverser Stakeholder vor. Fehlende Daten werden im Fazit offengelegt.

4 Qualitätsaspekte mit Bezug zur Forschungsfrage

4.1 Qualität in der Medizin

Eine wichtige Grundlage für eine hohe Qualität ist die Festlegung und Einhaltung von Standards. Diese können nach Knopp und Knopp auch als Qualitätsziele bezeichnet werden (vgl. Knopp, Knopp 2016, S. 12). Relevante Berührungspunkte hat das Qualitätsmanagement in der Medizin u.a. mit den Themen Controlling und Patientensicherheit (vgl. Schrappe 2010/1, S. 283; Klein, Schwinger 2014, S. 95 ff; G-BA 2015, S. 2; Hensen 2019, S. 490).

Der Mensch bzw. das sog. Humankapital stellt eine der wichtigsten Ressourcen und zugleich einen Risikofaktor in der Humanmedizin dar, da er neben Fehldiagnosen auch ermüden oder erkranken kann, was ebenso eine Auswirkung auf die Behandlungsqualität hat (vgl. Matusiewicz, de Witte 2019, S. 18 ff; van Loo 2019, S. 209). Es ist naheliegend, dass schon in der Weiterbildung der Ärzte auf eine umfassende und inhaltlich korrekte (evidenzbasiert, leitlinienkonform etc.) Durchführung geachtet wird.

Die in der Medizin primär eingesetzten Qualitätsmanagementsysteme werden im Kapitel 4.2 vorgestellt. Häufig finden in den Managementsystemen die Aspekte Prozessorientierung, Kundenorientierung und Mitarbeiterorientierung besondere Beachtung.

4.1.1 Prozessorientierung

Der Prozessbegriff kann vereinfacht auch als strukturierte Vorgehensweise bezeichnet werden (vgl. Hensen 2019, S. 270) und vereinheitlicht die synonymen Begriffe Ablauf, Abfolge, Vorgang, Hergang etc. (vgl. Scholz 2016/2, S. 4).

Die Prozessorientierung bietet u.a. die Möglichkeit der Transparenzerhöhung, legt Ziele verbindlicher fest, schreibt der Kundenanforderung eine hohe Bedeutung zu und beseitigt Schnittstellenprobleme. Zusätzlich sind Prozesse einfacher zu optimieren (vgl. Hensen 2019, S. 280). Durch vermehrte Transparenz der Prozesse in einer Arztpraxis können Fehlerquellen leichter ermittelt werden (vgl. Frodl 2016, S. 327)

Prozesse können in Managementprozesse, Supportprozesse, Kernprozesse und Teilprozesse unterschieden werden. Eine grafische Darstellung hierzu findet sich in der Abb. 1. Kernprozesse dienen direkt den externen Kunden bzw. sind sie der direkten Wertschöpfung zuzuschreiben. Supportprozesse sind hingegen an interne

Kunden gerichtet und dienen somit nur der Organisation selbst und nicht direkt der Wertschöpfung. Sie werden jedoch zur Aufrechterhaltung des Kernprozesses benötigt. Managementprozesse werden für die Unternehmensführung benötigt. Ihnen werden auch Aspekte des Personalmanagements zugeschrieben (vgl. Hensen 2019, S. 275 f).

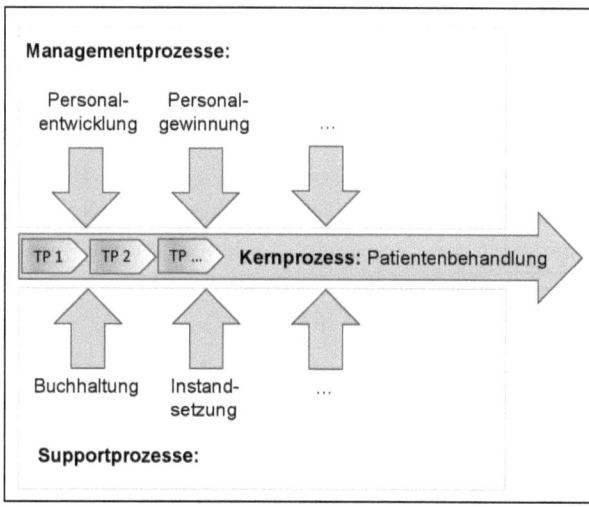

Abb. 1: Übersicht Prozesse, eigene Darstellung in Anlehnung an Hensen, 2019, S. 275

Hensen ordnet die Personalqualifizierung den sog. Managementprozessen zu (vgl. Hensen 2019, S. 275). Auch in der (kurativen) Medizin ist die Prozessorientierung weit verbreitet (vgl. Kretzmann 2010, S. 70 ff). Im Krankenhaus sollten alle mengenmäßig bedeutsamen Tätigkeiten, identische Vorgehensweisen, risikoreiche Tätigkeiten und kritische Tätigkeiten der Prozessorganisation folgen (vgl. Dahlgaard, Stratmeyer 2014, S. 126 f). Neben vielen Zertifizierungen (DIN EN ISO 9001:2015 und der DIN EN 15224:2016 etc.) unterliegen auch die sog. Clinical Pathways (= klinischen Behandlungspfade) der Prozessorganisation (vgl. Hensen 2019, 299 ff). Ebenso verlangt der G-BA eine Darstellung der wesentlichen Prozesse der Patientenversorgung sowie ein Schnittstellenmanagement (vgl. G-BA 2015, S. 5 f).

Die Organisation hat zu jedem definierten Prozess einen Prozesseigner festzulegen, der die notwendigen Befugnisse und Ressourcen zur Optimierung des Prozesses besitzt (vgl. Hofer 2018, S. 36).

Prozesskennzahlen und Sollvorgaben sind festzulegen, um einen Prozess auswerten zu können. In der Regel werden hier Kennzahlen zur Qualität (z.b. Kundenzufriedenheit), zum Zeitaufwand oder zu den Kosten betrachtet (vgl. Hensen 2019, S. 287).

4.1.2 Kundenorientierung

Der Begriff der Qualität ist zunächst neutral. Laut DIN EN ISO 9001 wird erst durch Kundenerwartungen die Qualität konkretisiert bzw. messbar. Klassisch wird von einer Kundenzufriedenheit ausgegangen, wenn der angeforderte Soll-Zustand dem Ist-Zustand zumindest entspricht bzw. diesen übertrifft. Das Kano-Modell geht hingegen von 3 konkreteren Faktoren aus. Basisfaktoren stellen das absolute Minimum dar, Leistungsanforderungen werden von Kunden ausdrücklich verlangt und Begeisterungsanforderungen vom Kunden nicht konkret einfordert. Diese können jedoch zu einem überdurchschnittlichen Zufriedenheitslevel beitragen (vgl. Hensen 2019, S. 321 ff; Jochem, Geers, Raßfeld 2019, S. 57 f).

Da der Kunde eine so heraussagende Funktion im Qualitätsmanagement besitzt, soll er im Folgenden näher betrachtet werden.

Klassisch werden Kunden als außenstehende Personen betrachtet; moderne Ansätze des Personalmanagements zeigen ihren Respekt gegenüber den dringend benötigten Angestellten/Mitarbeitern durch die Betrachtung dieser als interne Kunden (vgl. Buchberger 2016, S. 7, 64 f). Sie werden im Kapitel 4.1.3 näher betrachtet.

Die externen Kunden sind ein weit zu fassender Begriff. Während einerseits die Patienten hier eine medizinische Leistung erbitten, so stehen oftmals Krankenkassen, Berufsgenossenschaften oder sonstige Versicherungen als Sponsoren, d.h. Geldgeber dem Krankenhaus gegenüber. Hensen bezeichnet die Kundenorientierung als sog. Regelkreis (vgl. Hensen 2019, S. 317 f). Bezogen auf die ärztliche Weiterbildung konnten keine externen Kunden, jedoch Stakeholder, ermittelt werden.

4.1.3 Mitarbeiterorientierung und Arbeitsqualität

Personal darf nicht nur als Kostenfaktor angesehen werden, sondern ist vielmehr ein notwendiger Produktionsfaktor. Die alleinige Ausschreibung einer Weiterbildungsstelle reicht heute nicht mehr zur Personalgewinnung aus. Eine Umfrage aus dem Jahre 2012 ergab, dass ca. 40% der Ärzte monatlich bis täglich an einen Wechsel der Tätigkeit dachten. Rund 70% aller Befragten hatten innerhalb der letzten 3 Monate offene Stellen recherchiert (vgl. Buxel 2012, S. 103 f). Die Mitarbeiterorientierung dient somit direkt der Existenzsicherung (vgl. Hensen 2019, 348).

Deshalb sollten Personalaspekte den sog. Managementprozessen zugeordnet sein (vgl. Hensen 2019, S. 275 f).

Der Begriff Employer Branding bezeichnet die strategischen Entscheidungen, um zum Arbeitgeber der Wahl (Employer of Choice) zu werden (vgl. Stotz, Wedel-Klein 2013, S. 5 ff; Stumpf 2017, S. 81 ff). Neben Aspekten des Standortes und der Infrastruktur ist besonders die Personalpolitik hierfür prägend (vgl. Prölß, van Loo 2017, S. 237). Die damit verbundene Unique Employer Proposition (UEP) (Einzigartige Begründung warum sich potenzielle Mitarbeiter für diesen Arbeitgeber entscheiden sollten) sollte hierzu klar herausgearbeitet und kommuniziert werden (vgl. Stumpf 2017, S. 81 ff). Das Employer Branding betrifft letztendlich neben der Mitarbeitergewinnung auch die -bindung (vgl. Stotz, Wedel-Klein 2013, S. 27). Die Ziele des Employer Branding können letztendlich nur erreicht werden, wenn die Mitarbeiter ausreichend Wertschätzung erfahren. Hierzu wurde das Bild eines internen Kunden entwickelt. Tatsächlich geht es um die ausgewogene Befriedigung der Interessen des Arbeitgebers und des Arbeitnehmers (vgl. Stotz, Wedel-Klein 2013, S. 35). Mitarbeiterorientierung wird in der Literatur klassisch von Kundenorientierung abgegrenzt, da sich der Begriff des internen Kunden noch nicht überall durchsetzen konnte.

Der Begriff der Mitarbeiterorientierung steht in direktem Zusammenhang mit der Arbeitsqualität. Sie kann als Qualität des Arbeitsergebnisses und als Qualität des Arbeitsplatzes verstanden werden (vgl. Sternad, Mödritscher 2018, S. 206). Im Kontext dieser Thesis wird lediglich die 2. Definition als relevant angesehen.

Die Arbeitsqualität bzw. die Arbeitsbedingungen haben eine direkte Auswirkung auf die Mitarbeiterfluktuation bzw. auf die Personalbeschaffung (vgl. Sternad, Mödritscher 2018, S. 208; Pätzold, Schmidt-Lauff, von Felden 2015, S. 163 f; Lüthy 2013, S. 196 f) sowie einen positiven Effekt auf den Krankenstand (vgl. Wilke 2013, S. 24 f). Das Arbeitsklima kann auch als eine reibungslose Lieferung an interne Kunden verstanden bzw. hierdurch beeinflusst werden (vgl. Scholz 2016/2, S. 21).

Es ist somit als Maßnahme gegen Personalmangel dringend eine hohe Zufriedenheit der internen Kunden zu erzielen. Heute wird zusätzlich vermehrt eine optimale Work Life balance eingefordert. Dieser Aspekt wird im Kapitel 5.4.3.1 wieder aufgegriffen.

Lüthy rät zur Nutzung folgender Managementinstrumente, um die Mitarbeiterzufriedenheit positiv beeinflussen zu können: Standardisierte Einarbeitung, Betriebliches Vorschlagswesen, Jahresgespräche mit Zielvereinbarungen, Transparente

Beurteilungen, Regelmäßige anonyme Umfragen zur Führungskräftebeurteilung und Arbeitszufriedenheit, Partizipationsmöglichkeiten (vgl. Lüthy 2013, S. 202 f).

Im gegenwärtigen Arbeitnehmermarkt muss das Thema Weiterbildung vermehrt in den Fokus der Arbeitgeber rücken (vgl. Eichhorst 2013, S. 215 f; Baum 2013, S. 108). Unter der ärztlichen Belegschaft stellen Fort- und Weiterbildungsmöglichkeiten, Führungsstile, Führungskräfte, Arbeitsbelastung, Vereinbarkeit von Beruf und Familie sowie das Betriebsklima eine besondere Grundlage zur Arbeitsplatzzufriedenheit dar (Prölß, van Loo 2017, S. 232). Eine Liefertreue bzw. eine schnelle und vollständige Abarbeitung und Abzeichnung der Logbücher führen zu vermehrter Kundenzufriedenheit. Sie dient der Vertrauensbildung und kann die Ausbildung von Loyalität unterstützen, was eine Empfehlung des eigenen Arbeitgebers wahrscheinlicher macht (vgl. Schwalbach 2015, S. 12, 20; von Bühlow 2014, S. 166).

Paschen sieht hier nicht den Weiterbildungsbefugten, sondern die Leitung der medizinischen Einrichtung in der Pflicht. Teilnehmer sollen die Weiterbildung in angemessener Zeit abschließen können (vgl. Paschen 2013, S. 126).

4.2 Qualitätsmanagementsysteme

Die Befragungen der Weiterbildungsassistenten der letzten Jahre zeigten immer wieder Unzufriedenheiten auf. Hierzu zählte u.a. eine Kritik an der mangelhaften Struktur. An dieser Stelle wird davon ausgegangen, dass die Zertifizierung bzw. Befugung einer Einrichtung zur Weiterbildung kein Qualitätsmanagement-System darstellt. Managementsysteme haben eine stärkere Lenkungsfunktion (vgl. Brüggemann, Bremer 2020, S. 124).

Die Einführung eines Qualitätsmanagements führt zu einer zunehmenden Strukturierung (vgl. Schrappe 2010/2, S. 292). Während medizinische Dienstleister zur Abrechnung mit der GKV gem. § 135a SGB V generell zur Einführung eines Qualitätsmanagementsystems verpflichtet sind, so besteht derzeit dennoch Wahlfreiheit (vgl. Ertl-Wagner, Steinbrucker, Wagner 2013, S. 17, 19). Durchgesetzt haben sich bisweilen vor allem die DIN EN 15224, EFQM, EPA, KTQ, QEP sowie der QM-Navigator (vgl. Knopp, Knopp 2016, S. 24).

Im Folgenden werden die gängigsten QMS-Normen vorgestellt, um die Qualität der Dienstleistung „ärztliche Weiterbildung" reflektierter betrachten zu können. Neben den medizinischen Qualitätsmanagementsystemen werden hierzu ebenso die Systeme für Bildungseinrichtungen betrachtet, da beide Wirtschaftszweige starken Bezug zu dieser Dienstleistung aufweisen. Ziel soll hierbei die Benennung eines

Best Practice, also einer optimalen Methode, im Fazit sein, die bestmöglich die Weiterbildung durch Berücksichtigung möglichst vieler Aspekte unterstützt. Eine Zertifizierbarkeit wird hierbei als zweitrangig bewertet; die Situationsverbesserung steht im Vordergrund.

Die **DIN EN ISO 9001** (Qualitätsmanagementsysteme – Anforderungen) stellt eine Urform der QM-Normen dar, die branchenübergreifend Anwendung findet. Sie kann somit keinem der folgenden Unterkapitel klar zugeordnet werden. Auch Krankenhäuser, medizinische Bildungseinrichtungen und Arztpraxen sind nach dieser Norm zertifizierbar. Die DIN EN ISO 9001 ist das am häufigsten zertifizierte Managementsystem für sog. Lerndienstleister (vgl. Rau et al. 2014, S. VII).

Grundsätze der DIN EN ISO 9001:2015 sind Kundenorientierung, Einbeziehung von Personen, Führung, faktengestützte Entscheidungsfindung, laufende Verbesserung, Beziehungsmanagement sowie der prozessorientierte Ansatz (vgl. Scholz 2016/2, S. 47; DIN EN ISO 9001:2015). Dem branchenübergreifenden einheitlichen Ansatz steht die unterrepräsentierte Berücksichtigung von Branchenbesonderheiten gegenüber. Eine ausreichende Unterstützungsfunktion für den Prozess der ärztlichen Weiterbildung ist somit in Frage zu stellen.

4.2.1 Qualitätsmanagementsysteme für medizinische Einrichtungen

Der primäre Zweck eines Qualitätsmanagement-Systems (QMS) im Krankenhaus ist die Notwendigkeit den wirtschaftlichen und gesetzlichen Anforderungen begegnen zu können. Neben der Patientenorientierung stehen im Gesundheitswesen die Mitarbeiterorientierung, die Prozessorientierung, die Transparenz interner Strukturen, Fehler- und Risikomanagement sowie KVP (Kontinuierlicher Verbesserungsprozess) im Fokus (vgl. Ertl-Wagner, Steinbrucker, Wagner 2013, S. 16). Das Qualitäts- und Risikomanagement haben als Führungsinstrumente im Gesundheitswesen noch nicht den notwendigen Stellenwert erreicht, da der Nutzen oftmals als zu gering eingeschätzt wird. Die gesetzliche Verankerung bedingt nicht die notwendige Akzeptanz (vgl. Sendlhofer, Eder, Brunner 2018, S. 2).

Die **DIN EN 15224** (Qualitätsmanagementsysteme - EN ISO 9001:2015 für die Gesundheitsversorgung) unterscheidet sich von der DIN EN ISO 9001 durch Verwendung von Begriffen, die im Gesundheitswesen selbsterklärender sind (vgl. Knopp, Knopp 2016, S. 69). Die Berücksichtigung der Patientenperspektive und des Patientenschutzes stellen Besonderheiten im Vergleich mit vielen anderen QMS dar (vgl. Schreiner-Hecheltjen 2015, S. 263). Die DIN EN 15224 ist jedoch laut Knopp und Knopp nur ungenügend mitarbeiterorientiert. Durch die starke Anlehnung an die DIN EN ISO 9001 ist der Zeitaufwand für eine Arztpraxis als sehr hoch zu bewerten (vgl. Knopp, Knopp 2016, S. 70).

Das KTQ-Zertifizierungsverfahren (kurz **KTQ**) (Kooperation für Transparenz und Qualität im Gesundheitswesen) ist direkt im Gesundheitssektor und für diesen entwickelt worden (vgl. Schreiner-Hecheltjen 2015, S. 199). Die KTQ erklärt hierzu, dass es ein auf die Abläufe im Gesundheitswesen optimiertes und patientenzentriertes Verfahren darstellt, dass die Anforderungen des § 135a Abs. 2 Nr. 2 SGB V erfüllt. Eine der 6 KTQ-Kategorien stellt die Mitarbeiterorientierung dar (vgl. KTQ 2015 S. 9, 12). Das Kriterium 2.1.4 betrachtet die Weiterbildung. KTQ versucht mittels des PDCA-Zyklus u.a. den Praxistransfer, den Lernerfolg, Freistellungsmöglichkeiten und explizit die Facharztweiterbildung zu optimieren (vgl. KTQ 2015, S. 47). Das Erlernen der Bewertungsmethoden und des gesamten -verfahrens wird als aufwändig beschrieben (vgl. Knopp, Knopp 2016, S. 69).

Das **EPA (Europäisches Praxis Assessment)** stammt ähnlich dem KTQ aus der medizinischen Praxis. Auch das EPA beruht ebenfalls auf dem Qualitätskreislauf (vgl. Götz et al. 2011, S. 6). Im Gegensatz zu vielen anderen QMS arbeitet das EPA nicht primär mit einem QM-Handbuch, sondern listet konkret Indikatoren auf, die einen klaren Ist-Zustand erheben und zu einer Optimierung anleiten (vgl. Schreiner-Hecheltjen 2015, S. 225 f). Das EPA betrachtet 5 Themenfelder, wozu auch die Mitarbeiterorientierung zählt (vgl. Götz et al. 2011, S. 7). Zu dem 4 Indikatoren des Bereiches Fort- und Weiterbildung gehört auch die Erstellung eines Lernplanes für jeden Mitarbeiter sowie eine standardisierte Mitarbeiterbefragung (vgl. Götz et al. 2011, S. 7, 27, 37).

Als **QEP** (Qualität und Entwicklung in Praxen) wird der Qualitätsmanagementansatz der Kassenärztlichen Bundesvereinigung (KBV) für Praxen bezeichnet (vgl. KBV 2015). Der QEP Qualitätsziel-Katalog 2010 greift den Aspekt der strukturierten Facharztweiterbildung im Kapitel 3.2 auf. Das hierzu übergeordnete Ziel verlangt zusätzlich nach einer Praxisorientierung. Vorschläge für die eigene Weiterbildung, eine generelle Unterstützung bei der Weiterbildung sowie eine retrospektive Bewertung von erfolgten Weiterbildungen gilt hierbei als erstrebenswert. Ebenso sollten die Einsatzbereiche der AiW lernzieldienlich ausgewählt werden, Weiterbildende über ausreichende zeitliche Ressourcen für die Lehre verfügen und Freistellungen vom Dienst für Weiterbildungsveranstaltungen ermöglicht werden (vgl. Diel et al. 2011, S. 91 ff). Schwächen des QEP sind die langen Erklärungen zu den Kernzielen und die fehlende Strukturierung des QEP-Handbuches (vgl. Knopp, Knopp 2016, S. 67).

4.2.2 Qualitätsmanagementsysteme für Bildungseinrichtungen

Laut Faulstich, Gnahs und Sauter gibt es keine allgemeingültige Definition von Qualität in der Weiterbildung (vgl. Faulstich, Gnahs und Sauter 2003, S. 22). Enger Bezug besteht jedoch zum Fachbereich Personalentwicklung. Schrappe sieht wiederum die Personalentwicklung als dem Qualitätsmanagement zugehörig an (vgl. Schrappe 2010/2, S. 296). Es ist eine strikte thematische Trennung von der Qualität der Bildung und der Qualität der Lernbedingungen durch den Bildungsanbieter vorzunehmen. Lernen geschieht letztendlich im Kopf des jeweiligen Teilnehmers. Somit sollte das Qualitätsmanagementsystem der Weiterbildungsanbieter die Lernenden besonders berücksichtigen (vgl. Zech 2008, S. 12 f). Teilnehmerzufriedenheit, Lernerfolge und der Praxistransfer sind hierbei relevante Aspekte (vgl. Schemme, Zimmermann 2018, S. 4). Das Qualitätsmanagement ist auch in der Weiterbildung prozessorientiert (vgl. Zalenska 2010, S. 376). Synonym findet der Begriff Bildungsprozessmanagement Anwendung. Hierbei werden in der Regel 5 Phasen durchlaufen, die Analyse, das Design, die Umsetzung, die Durchführung und abschließend die Evaluation (vgl. Seufert 2013, S. 254; Griese, Marburger 2011, S. 14 f).

In der Qualitätssicherung der dualen Berufsausbildung sind 11 Prinzipien festgeschrieben: das Konsensprinzip (Entscheidungsfindung in der Gruppe), die Berichterstattung, die kontinuierliche Verbesserung, das Berufsprinzip, die Praxisorientierung, die Berufsberatung, die Eignung der Ausbilder, die Eignung der Ausbildungsstätte, die Ausbildungsstelle, das Prüfverfahren und die Lernortkooperation (vgl. Guellali 2017, S. 12 ff). Eine Übertragbarkeit auf die ärztliche Weiterbildung wird an dieser Stelle angenommen bzw. ist bereits im ärztlichen Berufsrecht verankert. Lediglich das Konsensprinzip konnte in der ärztlichen Weiterbildung nicht aufgefunden werden. Es besagt, dass Ausbildungsberufe unter Einbeziehung aller Stakeholder (Vertreter des Bundes, der Länder, der Arbeitgeber und der Arbeitnehmer) reformiert werden (vgl. Pätzold 2011, S. 79 f).

Aus der großen Vielzahl von Anerkennungs- und Zertifizierungsverfahren in der Bildungsbranche wird im Folgenden primär eine Auswahl der durch das BMBF für die Bildungsprämie (staatlicher Zuschuss für Weiterbildungsangebote an Privatpersonen) anerkannten Verfahren vorgestellt (vgl. BMBF 2019, o.S.), um eine hohe Qualität, Akzeptanz und Bekanntheit der hier betrachteten Ansätze zu gewährleisten. Die Liste des BMBF wird jedoch explizit weder als abschließend noch als uneingeschränkt übertragbar auf die ärztliche Weiterbildung bewertet. Primär regional gültige Zertifikate wurden in der Auswahl nicht berücksichtigt.

Die **DIN ISO 29990:2010** (Lerndienstleistungen für die Aus- und Weiterbildung - Grundlegende Anforderungen an Dienstleister) bietet einen QMS Ansatz für alle Organisationen der Bildungsbranche, der sich am Lernprozess und Lernergebnis orientiert. Er stellt den gegenwärtigen Stand der Technik dar und ist prozessorientiert (vgl. Rau et al. 2014, S. 1, 9). Die DIN ISO 29990 bedarf und belegt zugleich die Vorbildwirkung des Managements (vgl. Rau et al. 2014, S. 8). Die DIN ISO 29990:2010-12 definiert die Aus- und Weiterbildung in Punkt 2.15 als jede organisierte Bildungsaktivität, die nicht der Grund- oder der Sekundarstufe bzw. dem Bachelor- oder dem Masterstudium zugeordnet werden kann (vgl. DIN ISO 29990, 2010 S. 6).

Durch Anwendung und Zertifizierung gem. DIN ISO 29990 ergeben sich u.a. folgende Vorteile für die Lernenden: Vergleichbarkeit von Lerndienstleistern, Vertrauensgewinn, Prozessoptimierung, verbesserte Lernumgebungen und kompetente Trainer (vgl. Rau et al. 2014, S. 5). Für auftraggebende Organisationen (somit ggf. auch für die Ärztekammer) stehen die definierten einheitlichen Anforderungen, die Vergleichbarkeit und ggf. die Gesetzeskonformität im Vordergrund (vgl. Rau et al. 2014, S. 6).

Gemäß 3.1.2 (b) der DIN ISO 29990 sind die spezifischen Ziele, Wünsche und Anforderungen der Stakeholder zu ermitteln (vgl. DIN ISO 29990:2010, S. 7) und in der Durchführung der Maßnahme zu berücksichtigen (vgl. DIN ISO 29990:2010, S. 8). Ein Curriculum ist gem. 3.2.3 zu planen und dessen Inhalt im Folgenden gem. 3.3.2 S. 9 zu berücksichtigen. Eine umfassende Informationspflicht über Ziele, Evaluation, Inhalt etc. ist den Lernenden und Sponsoren vor oder mit Beginn der Maßnahme mitzuteilen (vgl. DIN ISO 29990:2010, S. 9). Der Sponsor ist hierbei als Kostenträger für den Teilnehmer definiert (vgl. DIN ISO 29990:2010, S. 7). Curricula dokumentieren die geplante und ggf. verbindliche Grundstruktur einer Lehrveranstaltung bzw. eines Lehrgangs (vgl. Kollewe, Sennekamp, Ochsendorf 2018, S. 39 f). Es ist eine Umfeldanalyse durchzuführen, die u.a. auch Lebensstile/Trends, Wertewandel, Politik, moderne Lehrformen, demografischen Wandel etc. berücksichtigt (vgl. Rau et al. 2014, S. 72). Das pädagogische Personal ist gem. der ISO 29990 weiterzuentwickeln (vgl. Rau et al. 2014, S. 74).

Die DIN ISO 29990 wird jedoch zeitnah keine Anwendung mehr finden. Sie wird durch die ISO 21001, die ISO 29993 und weitere Spezifizierungen ersetzt (vgl. ISO 2018).

Die Einführung eines prozessorientierten Bildungsmanagements über die ISO 29990 (oder vergleichbar) ist somit naheliegend. Synergien können ggf. entstehen, wenn Managementsysteme mit der sog. HLS (High Level Structure), einem einheitlichen Aufbau zur besseren Verzahnung, verwendet werden (vgl. DIN 2019, S. 30).

Die **LQW** (Lernerorientierte Qualitätsentwicklung in der Weiterbildung) stellt den inzwischen in Deutschland am weitesten verbreiteten Qualitätsstandard dar, der branchenübergreifend für jede Form der Weiterbildung angewendet werden kann (vgl. Zech 2017, S. 6). Durch Fokussierung der Lernenden trägt die LQW somit der Erkenntnis Rechnung, dass Bildungsorganisationen lediglich unterstützend in den Lernprozess eingreifen und die Bildung selbst nicht verkaufen können (vgl. Zech 2017, S. 7 ff). Die Teilnehmer müssen somit zumindest mitwirken. Zusätzlich bietet das LQW einen Ansatz für das sog. organisationale Lernen, einem Lernprozess der Organisation selbst (vgl. Douillet 2017, S. 53 ff). Gemäß Zech ist Qualität in der Bildung durch eine Reflektion bzw. kritische Hinterfragung der eigenen Tätigkeit geprägt (vgl. Zech 2017, S. 7). Ähnlich dem PDCA-Zyklus erfolgt die Verbesserung der Qualität durch einen Zyklus (vgl. Zech 2017, S. 14).

In Schleswig-Holstein ist über das Zentrum für Medizindidaktik an der CAU (Christian-Albrechts-Universität) bereits ein LQW-zertifiziertes Angebot für Lehrende in der medizinischen Ausbildung verfügbar (vgl. Universität Tübingen 2018, S. 11).

Einen anderen Ansatz verfolgt die **Checkliste des BIBB für gute Weiterbildungs-Qualität**. Das BIBB rät Weiterbildungsinteressierten zu einer eigenständigen Überprüfung und einem anschließenden Vergleich aller Weiterbildungsanbieter in der engeren Auswahl. Sollten Themengebiete der Checkliste nicht beantwortet werden können, so sollte hier Vorsicht geboten sein (vgl. Borowiec, Mettin, Zöller 2018, S. 7). Da die Checkliste jedoch nicht primär für die ärztliche Weiterbildung vorgesehen ist, sind einige Themengebiete von geringerer Bedeutung (z.B. Kosten der Weiterbildung). Lehrpläne, Lehrunterlagen, Lehrformen, Praxisbezug (bzw. bei der ärztlichen Weiterbildung wohl eher eine theoretische Grundlagenschulung), Ausbildungsabschnitte, Qualifikation des Lehrpersonals, Dokumentation (z.B. Teilnehmerbefragung, Selbstevaluation), Möglichkeiten gegenwärtige Teilnehmer in der Weiterbildung persönlich zu befragen, Weiterbildungsvertrag, sowie die technische Ausstattung und die Räumlichkeiten sollten durch die Weiterbildungsinteressierten näher betrachtet bzw. hinterfragt werden (vgl. Borowiec, Mettin, Zöller 2018, S. 17 ff; Zech 2008, S. 78).

Eine solche Checkliste kann somit als Hilfsmittel zur Prävention von Arbeitsplatzunzufriedenheit eines Arztes in Weiterbildung verstanden werden und gleichzeitig den weiterbildenden Einrichtungen als Hilfsmittel zur Erfüllung von Kundenerwartungen dienen.

4.2.3 Qualitätsmanagementsysteme für medizinische Bildungseinrichtungen

Paschen verweist für Krankenpflegeschulen auf die Möglichkeit einer Zertifizierung z.B. nach DIN EN ISO 29990. Für die Ärztliche Weiterbildung sind hingegen primär die Anforderungen der **Weiterbildungsordnung** zu berücksichtigen (vgl. Paschen 2013, S. 119).

Scholz weist jedoch darauf hin, dass eine Umstellung von der Personenzentrierung zur Prozessorientierung oftmals zu Widerständen in der ärztlichen Belegschaft führt. Ursachen hierfür sind die zunehmende Strukturierung und Kennzahlenorientierung (vgl. Scholz 2016/1, S. 89 f.). Dies bedeutet im Rückschluss, dass eine Umstellung auf eine prozessorientierte Weiterbildung zum Facharzt primär aus dem kaufmännischen Klinikmanagement oder durch externe Vorgaben der Bundesregierung bzw. der ärztlichen Selbstverwaltung vorangetrieben werden müsste. Letztere bietet aufgrund der gegenwärtigen Gesetzeslage vermutlich das größte Potential.

4.3 Auditierung und Zertifizierung

Unternehmen können zur systematischen Begutachtung ihrer Qualitätsmaßnahmen bzw. zur Überprüfung des Erfüllungsgrades der Anforderungen Auditoren beauftragen. Mit der DIN EN ISO 19011:2018 wird ein Leitfaden zur Auditierung von Managementsystemen angeboten. Die Audits können intern (= 1st Party Audit), von Kunden (= 2nd Party Audit) oder von Zertifizierungsgesellschaften (3rd Party Audit) durchgeführt werden. Die Audits können hierbei das gesamte Qualitätsmanagementsystem (= Systemaudits), die relevanten Prozesse (= Prozessaudits) oder die Arbeitsergebnisse (= Produktaudits) betrachten (vgl. Brüggemann, Bremer 2020, S. 137 f.). Somit besitzt dieser Bereich starke Parallelen zu dem Begriff der Evaluation. Während Evaluation eine wissenschaftlich fundierte Herangehensweise darstellt, so ist das Audit primär normativ ausgerichtet (vgl. Stockmann 2007, S. 92 ff.).

Optional können Managementsysteme mit einer externen Zertifizierung abschließen. Die Darlegung der Umsetzung der Normanforderungen gegenüber einem 3rd Party Auditor ist die Grundlage einer Zertifizierung (vgl. Brüggemann, Bremer

2020, S. 137 f). Zertifikate können u.a. auf Grundlage der DIN EN ISO 9001, DIN ISO 29990 oder des LQW erarbeitet werden.

Paschen gibt zu bedenken, dass oftmals das Zertifikat als eine Art Gütesiegel in den Vordergrund rückt. Tatsächlich sollte der Selbstzweck eines Qualitätsmanagementsystems jedoch hier stehen. Zertifizierung dient der Vertrauensbildung, da die externe Auditierung weitestgehend von Eigeninteressen frei ist (vgl. Rau et al. 2014 S. 99).

Zertifikate sind als Qualitätsindikator jedoch nur bedingt geeignet. Besonders kleinere Anbieter können die hohen Kosten ggf. nicht aufbringen (vgl. Hölbling 2007, S. 16).

4.4 Umfrageergebnisse zur Weiterbildungsqualität

Wie bereits im Kapitel 4.1.2 dargestellt, ist Qualität oftmals nur über einen Ist-Soll-Abgleich mit den (internen) Kundenerwartungen zu bewerten. Somit sollten Kunden bzw. Teilnehmerbefragungen eine Selbstverständlichkeit darstellen und im Rahmen eines KVP bzw. PDCA-Zyklus zu Rückschlüssen auf die eigenen Entscheidungen führen. In Kapitel 4.4 wurde bereits aufgezeigt, dass die Ärztekammern diese Umfragen maximal retrospektiv zum Zeitpunkt der Facharztprüfung durchführen können. Hausinterne Teilnehmerbefragungen wurden im Rahmen der Ausarbeitung nicht angefordert, jedoch bieten hier die aktuellen und teilweise regelmäßigen Umfragen der Gewerkschaften, Berufsverbände/ Fachgesellschaften einen guten Einblick in die Situation der Ärzte in Weiterbildung.

Im Folgenden wird die Situation der ärztlichen Weiterbildung aus einigen Perspektiven beschrieben; eine große Schnittmenge besteht zur sog. Arbeitsplatzzufriedenheit.

Raspe und Kollegen benennen als Störgrößen für die Weiterbildung die Organisation von Arbeitsabläufen, die Personalausstattung, die Arbeitsbelastung und die ökonomischen Vorgaben (vgl. Raspe et al. 2018, S. e43).

Die Assistenzarztumfrage vom Hartmannbund 2018/2019 ergab, dass lediglich 13,01% der Befragten klar definierte Weiterbildungsziele bzw. -inhalte erkennen konnten. 24,22% der Befragten beschrieben die Weiterbildung als strukturiert (vgl. Hartmannbund 2019). Ähnliche Ergebnisse lieferten Assistenzärztebefragungen der Gruppe „Junge Internisten" der DGIM (Deutsche Gesellschaft für Innere Medizin) und des BDI (Berufsverband Deutscher Internisten). Im Auftrage der BGW (Berufsgenossenschaft für Gesundheitsdienst und Wohlfahrtspflege) wurde ermittelt, dass der Wunsch nach einer verbesserten Weiterbildung direkt hinter dem Wunsch eines geringeren Dokumentationsaufwandes auf Platz 2 steht (vgl. Raspe et al. 2019, o.S.).

Auch juristische Aspekte sind bei der Beschäftigung von Assistenzärzten in Weiterbildung zu berücksichtigen. Es muss festgehalten werden, dass die Weiterbildung zum Facharzt patientennah stattfinden muss, jedoch nicht das Patientenwohl gefährden darf. Somit hat der Träger des Krankenhauses durch Beobachtung zu gewährleisten, dass jederzeit auf Facharztniveau therapiert wird (vgl. Beyerle 2004, S. 18). Die Umfrage des Hartmannbundes ergab, dass 69,03% der Befragten Patientengefährdungen durch mangelnde Einarbeitung festgestellt hatten (vgl. Hartmannbund 2019, S. 119). 75,78% hatten schon selbst Situationen erlebt, auf die sie noch nicht ausreichend vorbereitet wurden (vgl. Hartmannbund 2019, S. 115). Eine Oberarzt-Umfrage des Marburger Bundes Nordrhein-Westfalen/Rheinland-Pfalz aus dem Sommer 2019 liefert einen möglichen Erklärungsansatz. Mehr als 77% der 1.247 Teilnehmer gaben an zu wenig Zeit für die Weiterbildung der Assistenzärzte zur Verfügung zu haben (vgl. Marburger Bund 2019, o.S.). Über 50% der Befragten bewerteten die Qualität ihrer Einarbeitung zum Berufsstart mit den Schulnoten 4 und 5. Nur gut 25% der befragten Assistenzärzte bewerteten ihre Weiterbildung als strukturiert (vgl. Hartmannbund 2019, S. 105, 113 f). Eine Umfrage des BDC (Berufsverband der Deutschen Chirurgen) ergab, dass in der Chirurgie nur 23 Prozent der Chefärzte die Weiterbildung selbst durchführen (vgl. Krüger, Seifert 2016, S. o.S.).

Die Verzweiflung bei den jungen Ärzten ist nicht neu. Eine Umfrage aus dem Jahre 1996 an die Ärzte im Praktikum (AiP) zeigte auf, dass trotz anderer Rahmenbedingungen ein Abschluss des Facharztes behindert war (vgl. Stern 1996, S. 42).

Eigene Umfragen der Bundesärztekammer an Weiterbildungsassistenten erfolgen derzeit nicht mehr. Nach der Durchführung einer Pilotbefragung im Jahre 2014 wurde die Zuständigkeit an die jeweiligen Landesärztekammern delegiert. Als Hilfsmittel stellt die Bundesärztekammer jedoch einen bundeseinheitlichen Kernfragebogen zur Verfügung (vgl. BÄK o.J./2)

4.5 Good Practice: Qualitätsverbesserung durch Benchmarking

Im Folgenden werden unterschiedliche aktuelle Ansätze der Weiterqualifizierung unter dem Begriff Good Practice vorgestellt. Der üblichere Begriff Best Practice wurde bewusst nicht gewählt, da diese Thesis nicht nach einer einzigen Lösung sucht, sondern über die Vorstellung unterschiedlicher Ansätze eine Entwicklung und Optimierung von Ansätzen unterstützen soll. Eine direkte Vergleichbarkeit ist auch nur bedingt möglich, da sich die Ansatzpunkte unterscheiden. Die Datenbank ÄQSI der Bundesärztekammer lieferte zum Begriff Weiterbildung lediglich ein relevantes Ergebnis (Weiterbildungsgruppe HESA - Initiative zur Verbesserung der Weiterbildung in Allgemeinmedizin (sic!) aus dem Jahre 2008). Eine nähere Beschreibung der Initiative und der Ist-Stand konnten jedoch nicht aufgefunden werden.

4.5.1 Facharztgesellschaften

Während eine pädagogische Grundqualifizierung für Weiterbildungsbefugte aktuell noch nicht flächendeckend durch die Ärztekammern vorgeschrieben ist, so haben die Berufsverbände teilweise ein freiwilliges Angebot entwickelt. Der Ursprung aus der Berufspraxis heraus kann als praktikabler Ansatz gewertet werden, jedoch ist die medizinpädagogische Fundierung und Expertise kritisch zu hinterfragen.

4.5.1.1 Mastertrainer

Da flächendeckende Unterstützungen und Weiterbildungsangebote mit dem Schwerpunkt Pädagogik für Weiterbildende fehlten, entschieden die Berufsverbände BDI, BDC und BVOU gemeinsam eine Schulung für Weiterbildende anzubieten. Bis zum Sommer 2017 wurde 92 Mastertrainer ausgebildet. Der Schwerpunkt liegt auf u.a. auf der Feedbackgabe zum Lernstand und zu Schlüsselkompetenzen der ärztlichen Tätigkeit sowie der Durchführung von regelmäßigen Testaten. Ziel ist die Förderung des eigenständigen Lernens des Arztes in Weiterbildung. Das Mastertrainer-Konzept erhebt für sich den Anspruch eines evidenzbasierten Ansatzes (vgl. Siebolds et al. 2017, S. 10 ff). Im Rahmen der Ausbildung zum Mastertrainer erhalten die Weiterbildenden eine zweitägige Schulung und 2 Supervisionen pro Jahr. Da die Mastertrainer ihrerseits in einer Multiplikatorfunktion weitere Mastertrainer ausbilden sollen, erhalten sie zusätzlich ein Training und Materialien zur Durchführung dieser Seminare (vgl. Siebolds et al. 2017, S. 10 ff; Ansorg et al. 2018, S. 100 ff).

Hellmann und Kollegen sehen diese Erkenntnis und Entwicklung des BDC, BDI und BVOU als richtungsweisend an (vgl. Hellmann et al. 2020, S. 177 f). Der geringe Zeitansatz legt jedoch nahe, dass viele empfohlene Aspekte nicht umfassend vermittelt werden können. Siehe hierzu Kapitel 5.4.5.2. Ebenso ist zu überprüfen, ob durch das Multiplikatorensystem ein Informations- bzw. Qualitätsverlust erfolgt.

4.5.1.2 Gütesiegel „Gute Weiterbildung" im Krankenhaus

Neben strukturierten Zusatzlehrgängen und Studiengängen für Weiterbildende haben sich diverse Gütesiegel entwickelt. Der Marburger Bund (NRW/RLP) vergibt z.b. das Gütesiegel „Gute Weiterbildung" an Einrichtungen, die von ihren Mitarbeitern vorgeschlagen wurden. Dieser Vorschlag muss sich jedoch in einer Befragung, Sichtung des Einarbeitungskonzeptes sowie in einer Vor-Ort-Auditierung bestätigen (vgl. Marburger Bund NRW/RLP o.J.).

4.5.2 Kammern und Berufsgruppen

Kammern sind Körperschaften des öffentlichen Rechts. Das Hauptkennzeichen einer Körperschaft ist laut Kirste die Tatsache, dass die Mitglieder die Organisation tragen und nicht die Rechtsfähigkeit oder die Eigenverantwortlichkeit (vgl. Kiste 2017, S. 531). Wohnort oder auch Berufstätigkeit können hierbei zu einer Zwangsmitgliedschaft führen (vgl. Kirste 2017, S. 533).

Auch wenn die Berufe sich schon in ihrer rechtlichen Grundlage teilweise maßgeblich unterscheiden, so sind dennoch Gemeinsamkeiten zu erkennen. Gemäß § 53 BBiG (Berufsbildungsgesetz) ist das Fortbildungssystem generell dreistufig angelegt. Die erste Fortbildungsstufe wird als geprüfter Berufsspezialist bezeichnet, die 2. Stufe trägt die Bezeichnung Bachelor Professional und wird vom Master Professional gefolgt. Das BBiG regelt im § 71 die Zuständigkeiten. Im Folgenden werden exemplarisch einige Kammern kurz vorgestellt und unabhängig vom Bildungsniveau Maßnahmen zur Qualitätssicherung mit einander verglichen:

4.5.2.1 Handwerkskammer (HWK) und Industrie- und Handelskammer (IHK)

HWK und IHK sind über die §§ 3 und 71 BBiG sowie über die Empfehlung des Hauptausschusses des Bundesinstituts für Berufsbildung vom 12. März 2014 für Eckpunkte zur Struktur und Qualitätssicherung der beruflichen Fortbildung nach Berufsbildungsgesetz (BBiG) und Handwerksordnung (HwO) (vgl. BIBB 2014) eng mit der IHK verbunden. Die Qualität wird hiernach primär durch systematische Ordnungsverfahren und durch öffentlich-rechtliche Prüfungen gesichert (vgl. BMJV 2014, S. 5). Es ist ein Ausbildungsplan inkl. der zu vermittelnden Inhalte und Zeiten festzulegen (vgl. BMJV 2016, S. 2). Vergleichbar mit der Befugung durch die Landesärztekammern muss das vom Betrieb angebotene Dienstleistungsspektrum alle notwendigen Fertigkeiten, Fähigkeiten und Kenntnisse für diesen Beruf vermitteln können (vgl. BMJV 2016, S. 2). Hier ist jedoch das Verhältnis der Fachkräfte zu den Auszubildenden deutlich unterschiedlich, da in der Regel je 3 Fachkräfte 1 Auszubildender angenommen werden darf. Einen angemessenen Teil ihrer Arbeitszeit müssen Ausbilder ihren Auszubildenden zur Verfügung stehen (vgl. BMJV 2016, S. 2).

Neben der Grundqualifikation als Ausbilder nach der Ausbilder-Eignungsverordnung (AEVO) oder vergleichbarer Qualifikation ist die pädagogische Qualifikation inzwischen um 2 weitere optionale Qualifikationsstufen angewachsen. So können sich Ausbilder zum Aus- und Weiterbildungspädagogen oder zum Berufspädagogen weiterqualifizieren (vgl. BMJV 2016, S. 3).

4.5.2.2 Bundesrechtsanwaltskammer (BRAK)

Die BRAK ist eine mit der Ärztekammer vergleichbare Einrichtung, die jedoch für die Berufsgruppe der Juristen zuständig ist. Auch hier gibt es Fachweiterbildungen, die in der sog. Fachanwaltsordnung (FAO) näher festgelegt sind. Derzeit stehen 24 Fachweiterbildungen zur Auswahl. Die Verleihung der Fachanwaltsbezeichnung bedarf gem. FAO einer mindestens dreijährigen Tätigkeit im anvisierten Fachgebiet sowie einer mind. 120-stündigen theoretischen Schulung mit 3 schriftlichen Erfolgskontrollen. Ähnlich der Mindestzahlen in der ärztlichen Weiterbildung sind in der praktischen Tätigkeit Mindestanzahlen von Fällen im jeweiligen Fachgebiet als weisungsfreier Anwalt zu bearbeiten. Zusätzlich müssen sich auch schon Anwälte in Weiterbildung jährlich mindestens 15 Stunden fortbilden (vgl. RAKSH 2020, o.S.).

Die Weiterbildungslehrgänge können u.a. im Deutschen Anwaltsinstitut (DAI) absolviert werden (vgl. DAI 2019, S. 12). Sie werden somit außerhalb des Berufsalltags angeboten.

4.5.2.3 Tierärztekammern

Auch die Veterinärmediziner sind Angehörige einer Kammer. Ähnlich der Humanmedizin existieren eine Musterweiterbildungsordnung der Bundestierärztekammer (BTK) (MWBO BTK 2013) und eine Musterberufsordnung (MBO BTK 2019).

Exemplarisch kann am Fachtierarzt für Bildgebende Diagnostik der Ablauf der Weiterbildung aufgezeigt werden. Nach Empfehlungen der BTK soll die Weiterbildungsdauer 4 Jahre betragen und die Dauer von 6 Jahren nicht überschreiten. Parallel zur Weiterbildung hat der Tierarzt zu publizieren und mindestens 160

Fortbildungsstunden oder anerkannte Weiterbildungskurse im selben Umfang zu absolvieren. Der Wissensstoff ist ebenfalls in der MWBO grob definiert: 2000 Mindestuntersuchungen sind an unterschiedliche Tierarten durchzuführen und in einer Patientenübersicht zu dokumentieren. Zusätzlich sind 150 Fälle in einem Fallbuch näher zu beschreiben. Gesetzlich definierte Fachkundenachweise (z.B. nach Röntgenverordnung) sind parallel zu erwerben. Eine Weiterbildung in der eigenen Praxis ist möglich, verlängert jedoch die Weiterbildung von 4 auf 6 Jahre.

Ähnlich der Humanmedizin existieren in Schleswig-Holstein rechtsverbindliche Entsprechungen (MWBO BTK 2013; MBO BTK 2019). Die Weiterbildungseinrichtung und auch die eigene Praxis bedarf einer Zulassung. Auch die Ermächtigungen zur Weiterbildung sind in den §§ 8 und 9 der Weiterbildungsordnung der Tierärztekammer Schleswig-Holstein vorgesehen.

Im Gegensatz zur Humanmedizin ist der Fachtierarzt somit eher ein Qualitätsmerkmal als eine Notwendigkeit zur Niederlassung. Ausnahmen für gewisse berufliche Tätigkeiten (z.B. als Gutachter) ergeben sich z.B. aus Landesgesetzen, wie dem § 7 LHundG NRW (Landeshundegesetztes von Nordrhein-Westfalen).

4.5.2.4 Pflegeberufekammer Schleswig-Holstein

Die Pflegeberufe wurden an dieser Stelle bewusst mit aufgegriffen, da sie ebenfalls im Gesundheitswesen arbeiten, teilweise identisches Fachwissen benötigen, eine vergleichbare Fachsprache sprechen und miteinander kooperieren (sollen).

Durch den GBA ist an einigen Stellen ein verpflichtender Personalschlüssel mit entsprechender Fachqualifikation vorgesehen. Das Abschlusszertifikat wird entweder durch die DKG oder gemäß geltender Landesvorschriften erteilt (vgl. Lux 2019, S. 178 f). An dieser Stelle wird exemplarisch wieder Bezug zum Bundesland Schleswig-Holstein hergestellt:

Näheres zur Anerkennung regeln die Landesverordnung über die Weiterbildung und Prüfung von Pflegefachkräften für Intensivpflege und für Anästhesiepflege (WBIuAVO), die Landesverordnung über die Weiterbildung und Prüfung von Gesundheits- und Krankenpflegeberufe, Gesundheits- und Kinderkrankenpflegeberufe und Altenpflege für Onkologie und Palliativpflege (WBOuPVO) sowie die Landesverordnung über die Weiterbildung und Prüfung von Pflegefachkräften für die Funktionsdienste Operations-dienst und Endoskopie (WBFOuEVO). Die Deutsche Krankenhausgesellschaft (DKG) erarbeitete zur Unterstützung all jener Bundesländer ohne eigene staatlich geregelte Weiterbildungen für Pflegekräfte eine Empfehlung. Nach DKG Empfehlungen erfolgt die Weiterbildung parallel zur beruflichen

Tätigkeit. Neben einer Mindestdauer von 2 Jahren ist ebenso eine Maximaldauer von 5 Jahren vorgesehen. Im Rahmen von theoretischer und praktischer Unterweisung werden alle notwendigen Fähigkeiten vermittelt, um Patienten in diesem Fachgebiet zu pflegen (vgl. DKG 2018, S. 8).

Gemäß § 71 BBiG liegt die Zuständigkeit für die Ausbildung der Fachangestellten der Gesundheitsdienstberufe bei der zuständigen Stelle, z.B. der Ärztekammer (vgl. BMBF 2014, S. 149 ff, 177). Eine eigene Pflegeberufekammer ist hier nicht direkt erwähnt.

Im Gegensatz zur Ärztekammer ist die Pflegeberufekammer in Schleswig-Holstein und die dazugehörige Pflichtmitgliedschaft eine neuzeitliche Entwicklung. Das aus dem Jahre 2015 stammende Pflegeberufekammergesetz – (PBKG) trat zum 31.7.2016 in Kraft. Im § 39 verpflichtet die PBK zur Erarbeitung einer Weiterbildungsordnung. In Anlehnung an die übrigen Kammern obliegt es gem. § 37 ebenso der PBK Weiterbildungsstätten anzuerkennen, sofern die notwendigen Rahmenbedingungen dort erfüllt werden. Im Januar 2019 nahm der neu gegründete Ausschuss für Bildung seine Arbeit auf. Vergleichbar mit den Landesärztekammern soll der Ausschuss für Bildung der Pflegeberufekammer die Weiterbildungen überarbeiten bzw. festlegen (vgl. Pflegeberufekammer-SH 2019, S.11).

Während die Finanzierung der ärztlichen Weiterbildung nicht explizit im § 2 KHG (Krankenhausfinanzierungsgesetz) erwähnt wird, so findet dieser Finanzierungsweg Anwendung auf andere zwingend an Krankenhäuser angeschlossene Berufsausbildungseinrichtungen, wie die Ausbildungsstätten für die Krankenpflegeberufe.

4.5.3 Internationale Beispiele

Im Rahmen der Recherche wurden primär Ansätze zur Vergütung von ärztlicher Weiterbildung aufgefunden. Zusätzlich konnte festgestellt werden, dass in Frankreich, Belgien, den Niederlanden und England die Vergabe der Facharzt-Weiterbildungsplätze staatlich gesteuert wird (vgl. SVR 2018, S. 281; Stordeur, Léonard 2010, S. 2).

4.5.3.1 Niederlande

Laut VUD werden in den Niederlanden Ärzte in Weiterbildung separat vergütet. Dies konnte in der Vergangenheit der medizinischen Einrichtung jährliche Einnahmen von bis zu 145.000 € pro Arzt in Weiterbildung erwirtschaften (vgl. VUD 2012, S. 4). Fischer konkretisiert hierzu, dass hiervon 59.000 € zur Deckung der Gehaltskosten dienten und 25.000 € für Material- und Overheadkosten (syn. Gemeinkosten) sowie weitere 9.000 für Seminare, Supervisionen etc. gezahlt wurden (vgl. Fischer 2013, S. 130).

Erschwerend für eine gute ärztliche Weiterbildung ist das schnell anwachsende theoretische Wissen in der Medizin. Praktikern außerhalb der Universitäten ist es somit erschwert, aktuelles Wissen zu erlangen (vgl. Krukemeyer, Möllenhoff 2012, S. 137). Die Facharztausbildung ist in den Niederlanden deshalb ausschließlich den Universitätskliniken vorbehalten (vgl. Müller, Strunk, Alken 2012, S. 1066).

4.5.3.2 USA

In den USA werden direkte Weiterbildungskosten je Assistenzarzt erstattet und zusätzlich geschätzte indirekte Kosten zum Ausgleich von Benachteiligungen durch die Lehrtätigkeit ausbezahlt. Die jährliche Höhe wird auf 92.000 Dollar (ca. 84.000 Euro) (im Jahre 2006) je AiW geschätzt (vgl. Fischer 2013, S. 146 f; Mansky 2000, S. 163).

4.5.3.3 England

Auch in England werden Kosten für die ärztliche Weiterbildung unter dem Begriff MADEL (Medical and Dental Education Levy) gesondert bezuschusst (vgl. Fischer 2013, S. 90). Im Jahre 2017/2018 betrugen die Aufwandsentschädigungen 12.152 Britische Pfund je Weiterbildungsplatz (ca. 14.500 Euro) und die Lohnsubventionen zw. 19.105 und 26.468 Britischen Pfund pro Weiterbildungsplatz (22.800 und 31.500 Euro) (vgl. SVR 2018, S. 263 f).

4.5.4 Weiterbildung in schleswig-holsteinischen Einrichtungen

Ein kurzer Blick auf zwei medizinische Einrichtungen in Schleswig-Holstein soll den Ist-Zustand aufzeigen. Die Auswahl erfolgte aufgrund der freien Verfügbarkeit über die jeweilige Homepage sowie orientiert an den diversen Empfehlungen, die größtenteils bereits vorgestellt wurden.

4.5.4.1 Segeberger Kliniken

Die Segeberger Kliniken veröffentlichen ihre internen Curricula (bzw. Rotationspläne) für weiterbildungsinteressierte Ärzte bereits auf der Homepage. Der Aufbau der Weiterbildungscurricula ist jedoch nicht einheitlich gestaltet (Corporate Design/ Geschäftspapier). Exemplarisch kann hier das Curriculum für den Facharzt für Anästhesie (vgl. Segeberger Kliniken 2011) im direkten Vergleich mit dem Curriculum für Chirurgie (vgl. Segeberger Kliniken o.J.) genannt werden. Die Curricula sind weitestgehend nach Weiterbildungsmonaten gegliedert und weisen den jeweiligen groben Lerninhalt sowie die dazugehörige Lehrmethode aus. Jedem Weiterbildungsabschnitt ist eine Räumlichkeit zugeordnet (z.B. Weiterbildungsmonate 19 - 24: Rotation auf die interdisziplinäre Intensivstation) (vgl. Segeberger Kliniken o.J.).

4.5.4.2 Westküstenklinikum Heide

Das Westküstenklinikum garantiert vertraglich die Weiterbildung (vgl. WKK o.J.). Die Curricula sind wie bei den Segeberger Kliniken über die Homepage frei verfügbar. Die Curricula sind in Weiterbildungsjahre bzw. Abschnitte unterteilt und einheitlich gestaltet (Corporate Design/Geschäftspapier). Einsatzbereiche und Lerninhalte werden in den Curricula benannt (vgl. WKK 2019).

5 Rahmenbedingungen für eine gute ärztliche Weiterbildung

Eine Besonderheit in der medizinischen Weiterbildung liegt in der parallel zur Patientenversorgung verlaufenden Methodik. Eine Weiterbildung ohne Patienten ist nicht möglich (Ausnahmen finden sich in wenigen Facharztweiterbildungen wieder, die nicht kurativ tätig sind). Die Assistenzärzte sind somit direkt an der Wertschöpfung bzw. Behandlung beteiligt (vgl. von Bühlow 2014, S. 165). Die Lernform ist jedoch oftmals von entscheidender Bedeutung zur Zielerreichung (vgl. Hölbling 2007, S. 5 ff).

Zur Durchführung einer hochwertigen ärztlichen Weiterbildung werden diverse Fähigkeiten und Ressourcen benötigt. Neben der offensichtlichen, da zu vermittelnden, medizinischen Expertise sind materielle, personelle und letztendlich finanzielle Ressourcen bereitzuhalten. Ebenfalls aus Teilnehmersicht interessant ist die Organisation der Bildung sowie, bezogen auf die angebotene Leistung, das Gesamtverhalten der Bildungseinrichtung (vgl. Scholz 2016/2, S. 13).

Die Aspekte Lerninhalt (Curriculum der Landesärztekammer) und die Lernform (innerbetrieblich mit eigenem Weiterbildungsbefugten) sind weitestgehend festgelegt und dennoch bleiben viele Fragen zur Qualitätsplanung offen bzw. ist die Qualität der Weiterbildung aus Sicht der internen Kunden ungenügend (vgl. Hartmannbund 2019). Die Qualitätssicherung obliegt laut BÄK der jeweils zuständigen Landesärztekammer und wird u.a. durch freiwillige Qualitätsinitiativen ergänzt (vgl. BÄK o.J./1). Auch die KBV betont die Wichtigkeit der Qualitätssicherung (vgl. KBV 2019/2, S. 144). Die Ärztekammern sehen primär die Weiterbildungsordnung als Garant der Strukturqualität und die Facharztprüfung als Beleg für die Ergebnisqualität (vgl. Müller, Strunk, Alken 2012, S. 1065 ff). Van den Bussche und Kollegen stellen in Frage, ob eine Prüfungsdauer von 30 Minuten tatsächlich eine Nachweisfunktion besitzen kann (vgl. van den Bussche et al. 2017, o.S.).

Die Evaluation der Weiterbildung als Bestandteil der Qualitätssicherung obliegt somit ebenfalls der Landesärztekammer und erfolgt mittels Befragungen der Weiterbildungsbefugten und Ärzten in Weiterbildung (vgl. Marburger Bund 2016, S. 63).

Häring hält fest, dass Weiterbildung als Prozess angesehen werden muss. Als Output können Organisationserfolg, Zufriedenheit, Lernerfolg und Transfererfolg angesehen werden (vgl. Häring 2003, S. 44 f). Prozessoptimierungen sollten stets die Kundenzufriedenheit fokussieren, wozu auch interne Kunden zählen. Interne Kunden sind u.a. die eigenen Mitarbeiter (vgl. Buchberger 2016, S. 7, 64 f). Schmelzer und Sesselmann sprechen hingegen neben der Kundenorientierung zusätzlich von der Mitarbeiterorientierung in Geschäftsprozessmanagement (vgl. Schmelzer, Sesselmann 2013, S. 14 f). Geschäftsprozesse sollten in ihrer Architektur gewissen Gestaltungsregeln folgen. Hierzu zählen neben der Kundenorientierung auch die Festlegung und Dokumentation von ressourcengünstigen Abläufen (vgl. Schmelzer, Sesselmann 2013, S. 148 f, 158 ff). Es mangelt somit offensichtlich bisher an Vorgaben zur Qualitätssicherung und Prozessoptimierung in der ärztlichen Weiterbildung, wie sie z.b. durch die DIN EN ISO 9001 und DIN ISO 29990 empfohlen werden. Die LQW (Lernerorientierte Qualitätstestierung in der Weiterbildung) schreibt der Qualitätssicherung von Weiterbildungsmaßnahmen zusätzlich eine ethische Komponente zu, da Besonderheiten der Menschen zu berücksichtigen sind (vgl. Zech 2017, S. 8 f). Hierbei kann es zu Konflikten zwischen den Zielsetzungen der unterschiedlichen Stakeholder kommen (vgl. Zech 2017, S. 9).

In den folgenden Kapiteln werden ermittelte Hemmnisse zur Aufnahme oder erfolgreichen Beendigung einer (ärztlichen) Weiterbildung vorgestellt sowie besonders die Aspekte Weiterbildungsbefugter, Weiterbildungsstätte und Organisation näher betrachtet.

5.1 Hemmnisse

Der gesellschaftlichen Notwendigkeit neue Fachärzte auszubilden stehen oftmals persönliche Hemmnisse entgegen. Auch wenn Hemmnisse in der Facharztweiterbildung nicht umfassend in der Literatur zu finden sind, so können eventuell Hemmnisse aus anderen berufsbegleitenden Weiterbildungen zumindest anteilig auf die Facharztweiterbildung übertragen werden.

Ganz allgemein können folgende Hemmnisse zur Aufnahme oder erfolgreichen Beendigung einer Weiterbildung angeführt werden: Zweifel an der Wahl des Studienfaches, Zweifel am persönlichen Nutzen, Konflikte mit Lehrenden, Prüfungsängste, schlechte Vereinbarkeit mit der Erwerbstätigkeit und der Familie, fehlende Unterstützung durch den Arbeitgeber sowie technische Schwierigkeiten (vgl. Scherenberg, Buchwald 2016, S. 17 f). Ebenso stehen bereits ausreichende Kenntnisse für die aktuelle Tätigkeit, Gesundheitsprobleme, ein generelles Fehlen einer passenden Weiterbildung, fehlende Motivation zur Weiterbildung (auch wegen schlechten Erfahrungen mit Lehrenden) und fehlende finanzielle Mittel für eine Weiterbildung einer Aufnahme entgegen (vgl. Osiander, Stephan 2018, S. 5).

Es lässt sich gut erkennen, dass die Hemmnisse auf verschiedenen Ebenen bzw. Verantwortungsbereichen verortet sind. Diese Ebenen werden im Folgenden als

Makro-, Meso- und Mikroebene bezeichnet. Die Makroebene stellt unsere Gesundheitspolitik auf Bundes- und Landesebene dar (vgl. Marckmann 2019, S. 209 ff). Wasem und Kollegen verorten des Weiteren die Leistungserbringer (Krankenhäuser und Ärzte) auf der Mikroebene (vgl. Wasem et al. 2013, S. 49 ff). Die Körperschaften öffentlichen Rechts werden der Mesoebene zugeordnet (vgl. Gerlinger, Noweski 2012, o.S.; Wasem et al. 2013, S. 49 ff). In einigen Aspekten scheinen die Zuständigkeiten fließend zu sein (s. Kapitel 5.4.3).

5.2 Aspekte auf Makro-Ebene

Der Staat besitzt über die Ärztekammern die externe Aufsichtspflicht, tritt jedoch in der Regel hinter funktionierende interne Kontrollgremien (vgl. Kirste 2017, S. 652 ff, 666 ff; Wasem et al. 2013, S. 65). Die Landesbehörden wurden bereits im Jahre 2001 zur stärkeren Kontrolle aufgerufen (vgl. SVR 2001, S. 51). Klech benennt hierzu generell die zuständigen nationalen Ministerien (vgl. Klech 2013, S. 189). Eine Systemänderung auf Makroebene wird jedoch noch immer als unwahrscheinlich eingeschätzt (vgl. Marckmann 2019, S. 209 ff). Ein durch den Gesetzgeber erarbeitetes Strategiepapier zur Reformierung der ärztlichen Weiterbildung (ähnlich dem sog. Masterplan Medizinstudium) sollte dennoch erarbeitet werden, da mitgeltende rechtliche Rahmenbedingungen (Kinderbetreuung, Finanzierung etc.) nicht durch die Ärztekammern direkt beeinflusst werden können. Auch steht immer wieder die Forderung nach einer Reform der gesamten ärztlichen Ausbildung im Raum. Aufgrund des sehr umfassenden medizinischen Wissens (und die teilweise im späteren Berufsalltag als Facharzt fehlende Nutzung) empfiehlt Guttenberg, in Anlehnung an die Ingenieursstudiengänge, eine frühzeitigere Trennung der angehenden Ärzte gemäß ihres angestrebten Facharztzieles. Spezielleres Wissen könnte bereits in der universitären Ausbildung gestrichen bzw. durch facharztrelevante Aspekte ersetzt werden. Hierdurch könnten eine Ausbildungsverkürzung bzw. frühzeitigere Spezialisierung begünstigt werden (vgl. Guttenberg 2017, S. 182). Fabry empfiehlt eine frühzeitigere und stärkere Verknüpfung von Theorie und Praxis, da die Medizin eine sog. praktische Wissenschaft verkörpert (vgl. Fabry 2012, S. 12 ff).

Es darf jedoch bei aller organisatorischer und inhaltlicher Debatte nicht vergessen werden, dass Weiterbildung auch Kosten verursacht. In Krankenhäusern stellen die Personalkosten den größten Posten dar. So wurden im Jahre 2016 62% der Ausgaben für Personal aufgewendet und lediglich 38% für Sachkosten. Dies entsprach rd. 61,1 Mrd. Euro Personalkosten (vgl. Schmidt 2018, S. 18). Das zur Abrechnung verwendete Deutsche DRG-/Fallpauschalensystem basiert auf dem australischen System (vgl. Heil, Schwandt, Schöffski 2009, S. 27). Im Vergleich mit diesem fällt auf, dass in Deutschland keine Zusatzentgelte je Weiterbildungsassistenten gewährt werden (vgl. Heil, Schwandt, Schöffski 2009, S. 46 ff). Während es auf der Hand liegt, dass Weiterbildung auch Kosten verursacht, so scheint eine faire Honorierung der Krankenhäuser etc. für Weiterbildung weitestgehend ungeklärt zu sein (vgl. Raspe 2018, s. e48). Um eine hohe Qualität der ärztlichen Weiterbildung zu erreichen, bedarf es ebenfalls finanzieller Ressourcen (vgl. Heil, Schwandt, Schöffski 2009, S. 40). Auch die Erfüllung von Qualitätsvorgaben oder internen Qualitätszielen verursacht Kosten, sog. Qualitätskosten. Ihnen sind in Anlehnung an die DIN 55350-11:2008, Begriffe zum Qualitätsmanagement, die direkten Kosten zur Qualitätsbildung und -sicherung sowie die Kosten bei entstandenen Qualitätsmängeln zugeordnet (vgl. Bruhn 1998 S.129; Jochem, Geers, Raßfeld 2019 S. 33 ff).

Es liegt somit im Interesse des Unternehmens die Qualitätskosten bei gleichbleibender oder besserer Qualität zu senken bzw. den Ausgaben auch eine messbare Kundenzufriedenheit gegenüberzustellen. Konkret auf die ärztliche Weiterbildung bezogen sind somit die Kosten durch Mitarbeiterfluktuation aufgrund von Unzufriedenheit mit der Weiterbildung oder gar dem gesamten Unternehmen den Kosten durch Qualitätsmängel zuzuschreiben. Die Gesamtkosten für die Nachbesetzung einer Stelle betragen in der Wirtschaft mindestens die Höhe eines Jahresgehaltes und bei Führungskräften sogar das 2,5-fache (vgl. Wolf, Göschel 1987, S. 135 f, 165). Eine Gegenüberstellung des Aufwandes für familienfreundliche Arbeitsbedingungen (inkl. einer eigenen Kindertageseinrichtung) und den Kosten durch Personalfluktuation ergab am BG Unfallklinikum in Murnau im Jahre 2006 sogar einen Gewinn von 136.720 Euro (vgl. Bühren 2010, S. 22).

Zu den Kosten zählen insbesondere auch die Personalkosten der anleitenden und überwachenden Ober- und Fachärzte sowie die Gehälter der Assistenzärzte (vgl. VUD 2012, S. 4). Zusätzlich können auch weitere Kosten (z.B. für Lehrräume, Geräte, Verbrauchsmaterialien) anfallen (vgl. Häring 2003, S. 57). Um den weiterbildenden Einrichtungen diesen Aufwand zu vergüten gibt es unterschiedliche Ansätze. In Deutschland wird die Weiterbildung in Kliniken derzeit nur indirekt über die DRG's finanziert (vgl. SVR 2018, S. 250). Auch Kliniken die weniger oder gar nicht ausbilden erhalten diese Pauschalvergütungen. Somit verfehlen in DRG einkalkulierte Pauschalen für Weiterbildung ihr Ziel, da hierdurch Krankenhäuser ohne aktive Weiterbildungsaktivitäten eine Besserstellung erfahren (vgl. Heil, Schwandt, Schöffski 2009, S. 40 f, 59, 107). Die durch die Weiterbildung verursachten Mehrkosten werden in Deutschland im Rahmen des DRG-Systems nicht erstattet. Sie werden von Experten auf 15.000 € Mehrkosten pro Jahr und Arzt in Weiterbildung geschätzt (vgl. Heil, Schwandt, Schöffski 2009, S. 77). Exemplarisch sei hier zur Verdeutlichung die verlängerte Operationsdauer zu nennen, da Assistenzärzte Erklärungen erhalten oder gegenwärtig noch langsamer arbeiten als die routinierten Fachärzte (vgl. Heil, Schwandt, Schöffski 2009, S. 2, 58; VUD 2012, S. 4).

Eine gerechtere Vergütung bzw. Veränderung des bestehenden Systems fordern diverse Stakeholder, wie z.b. die Bundesärztekammer und der Verband der Universitätsklinika (vgl. VUD 2012, S. 4; BÄK 2005, S. 65; BÄK 2001, S. 47 f). Die Ausbildung der Pflegekräfte wurde bereits wieder aus den DRG's ausgegliedert (vgl. SVR 2018, S. 250). Es fehlen derzeit jedoch konkrete Daten, wie hoch die Weiterbildungskosten tatsächlich sind. Eine Annäherung ermöglicht das internationale Good Practice (s. Kapitel 4.5.3) sowie eine Veröffentlichung von Heil, Schwandt, Schöffski aus dem Jahre 2009 (vgl. Heil, Schwandt, Schöffski 2009, S. 3).

Durch eine Umstellung auf eine Pro-Kopf-Vergütung für die Weiterbildungsträger wird ein Target Costing (Zielkostenrechnung) ermöglicht. Damit können die Krankenhäuser besser planen, welche Maßnahmen zusätzlich möglich sind (z.B. externe Dozenten) (vgl. Krämer 2009, S. 167; Jochem, Raßfeld 2019; S. 165).

Ambulant finden DRG's keine Anwendung. Hier dient der Einheitliche Bewertungsmaßstab (EBM) als Abrechnungsgrundlage (vgl. Hermanns 2019, S. XXI). Fördermöglichkeiten der Weiterbildung bieten hier die Krankenkassen und Kassenärztlichen Vereinigungen, jedoch nur für ausgewählte Facharztgebiete (vgl. SVR 2018, S. 250). Die monatliche Förderung beträgt derzeit je Arzt zwischen 1.360 Euro (stationäre Tätigkeit) und 4.800 € (vgl. KBV 2019/1, S. 5 f). In Schleswig-Holstein wurden im Jahre 2018 in der Allgemeinmedizin 239 Weiterbildungsassistenten gefördert und bundesweit 7.310 (vgl. KBV 2019/1, S. 34).

5.3 Aspekte auf Meso-Ebene

Im Gegensatz zu vielen anderen Ländern erfolgt ein Großteil der Steuerung des deutschen Gesundheitssystems auf der Meso-Ebene. Auf dieser Ebene befinden sich die Organisationen der Selbstverwaltung und die Verbände (vgl. Wasem et al. 2013, S. 65). Die Anforderungskataloge der Ärztekammern werden teilweise als zu umfangreich bewertet (vgl. Krukemeyer, Möllenhoff 2012, S. 135 ff; Guttenberg 2017, S. 182 ff). Ebenso behindern zu starre berufsrechtliche Vorgaben und

Strukturen (Weiterbildungsordnung, Weiterbildungsrichtlinien etc.) eine notwendige Modernisierung der Humanmedizin (vgl. Krukemeyer, Möllenhoff 2012, S. 138).

Kritik an der Arbeit der Ärztekammern wurde sogar seitens des SVR geäußert, der bereits 2001 forderte, dass die Ärztekammern generell sorgfältiger ihrer Qualitätssicherungsaufgabe nachgehen sollten (vgl. SVR 2001, S. 51). Ansorg und Kollegen stellen hierzu fest, dass der Fokus der Ärztekammern gegenwärtig zu sehr auf Standespolitik und Abrechnungsaspekte gelegt wird. Der Aspekt der Qualität bzw. der guten ärztlichen Arbeit ist unterrepräsentiert. Laut Ansorg bedarf es zusätzlich zu den verbindlich vorgeschriebenen Zielen einer praktikablen Organisation. Die Kammern überlassen dies jedoch weitestgehend den Weiterbildungsbefugten (vgl. Ansorg et al. 2018, S. 99).

Als Besonderheit ist hervorzuheben, dass die Ärztekammer Schleswig-Holstein den Paragrafen 5 der MWBO und ihrer eigenen derzeitig noch gültigen Weiterbildungsordnung um einen qualitätsrelevanten Aspekt ergänzt hat. Ab Juli 2020 sind in Schleswig-Holstein Weiterbildungsbefugte gem. § 5 WBO ÄKSH 2020 zur Teilnahme an Schulungen verpflichtet (vgl. BÄK 2019, o.S.).

5.4 Aspekte auf Mikro-Ebene

Die Mikro-Ebene stellt die Ebene der Leistungserbringung dar. Auch wenn die Vorgaben und Kontrollen der Ärztekammern kritisiert werden können, so ist beim derzeitigen Stand des (Berufs-)Rechts das meiste Verbesserungspotential auf dieser Ebene zu finden. Die folgenden Unterkapitel strukturieren die Vielzahl der Optimierungsansätze.

5.4.1 Unternehmenssicht

Um eine gute ärztliche Weiterbildung zu ermöglichen, bedarf es einer grundlegenden wohlwollenden Einstellung zu diesem Thema durch die Unternehmensführung. Weder dürfen Ärzte in Weiterbildung als reiner Kostenfaktor noch als billiges Personal gesehen werden. Vielmehr sollte eine Unterstützung der Lehrenden durch eine Einarbeitung, Verankerung der Lehrtätigkeit im Dienstplan, didaktische Schulungsangebote und ggf. Anreizsysteme für gute Lehre erfolgen (vgl. Kollewe, Sennekamp, Ochsendorf 2018, S. 39). So kann die oberste Leitung auch die Möglichkeiten einer externen Zertifizierung der internen Bildungseinrichtungen eruieren oder zumindest externe Hilfestellungen und Beratungen einholen. Generell sollte die Weiterbildung der Fachärzte ein tief in den Werten der Klinik verankertes

Thema sein. Gute Weiterbildung muss Unternehmensstrategie werden, um dem Fachkräftemangel entgegenzuwirken (vgl. Ansorg 2018, S. 106; Paschen 2013, S. 126). Sie hat Bezugspunkte zu Patientensicherheit (s. Kapitel 4.1), Risikomanagement, Personalstrategie, Image etc. und einen Effekt auf die Gewinnbildung (s. Kapitel 5.4.3.1). In der Praxis ist diese Sichtweise jedoch noch selten (vgl. Krüger, Ansorg 2017, S. 14).

Einen wesentlichen Aspekt stellt das Thema der internen Konkurrenz dar. Die reale Durchführung von Weiterbildungsmaßnahmen ist häufig ein Kostenfaktor. In der Chirurgie konnte dies besonders anschaulich durch einen Vergleich der Assistenzärzte mit den Fachärzten anhand der SNZ-Kennzahl (Schnitt-Naht-Zeit) belegt werden (vgl. Heil, Schwandt, Schöffski 2009, S. 60, 62 ff, 64 ff). Um die optimierten Abläufe nicht zu behindern, wurden in einigen Kliniken die Anzahl der Fachärzte erhöht und parallel Stellen für Assistenzärzte abgebaut (vgl. Heil, Schwandt, Schöffski 2009, S. 31, 101, 105 f). Durch die zunehmende Arbeitsverdichtung in der Patientenversorgung bleiben generell weniger Möglichkeiten zur Weiterbildung der Assistenzärzte (vgl. Heil, Schwandt, Schöffski 2009, S.32). Es liegt auf der Hand, dass eine zu große Anzahl von Ärzten in Weiterbildung bei zu wenigen Patienten hinderlich auf die Erfüllung der Vorgaben im Logbuch wirken (vgl. Ratzel, Lippert 2006, S. 284). Ebenso ist jedoch der Ausbau der Assistenzberufe zur vermeintlichen Entlastung der Ärzteschaft zu bewerten. Ausschließlich Leistungen ohne Gefährdungspotential für die Patienten und der Notwendigkeit besonderen ärztlichen Fachwissens dürfen delegiert werden (vgl. BÄK, KBV 2017, S. 7). Exemplarisch sei hier der neue Beruf des Physician Assistant zu nennen, dessen Aufgaben und Ausbildungsinhalte u.a. auch die Funktionsdiagnostik (EKG, EEG etc.) umfassen (vgl. BÄK, KBV 2017, S. 6, 11, 13). Es ist jedoch darauf zu achten, dass Assistenzberufe den Weiterbildungsassistenten notwendige Aufgaben nicht abnehmen oder die Weiterbildungsassistenten gar ersetzen (vgl. BÄK, KBV 2017, S. 6). Exemplarisch sei hier das EEG (Elektroenzephalogramm) genannt, dass gem. Empfehlungen der DGKN (Gesellschaft für Klinische Neurophysiologie und funktionelle Bildgebung) von Assistenzberufen abgeleitet werden darf (vgl. DGKN 2014, S. 2). Die Funktionsdiagnostik und speziell die EEG sind jedoch für die Weiterbildung von Assistenzärzten im Fachbereich Neurologie in Schleswig-Holstein verpflichtend vorgeschrieben und werden im dazugehörigen Logbuch auf min. 500 Ableitungen konkretisiert (ÄKSH 2011, S. 4).

Ebenfalls hinderlich sind die zunehmenden Spezialisierungen und Mindestmengenregelungen. So stellt die teilweise hohe Spezialisierung von Abteilungen ein

Hindernis bei der Ausbildung dar, da der Assistenzarzt weniger Möglichkeiten zur Rotation bzw. zur Erlernung einer alternativen Behandlungsmethode geboten bekommt (vgl. Heil, Schwandt, Schöffski 2009, S. 32). Aus Patientensicht verbessert sich jedoch deutlich die Behandlungsqualität durch große Praxiserfahrenheit der hierzu spezialisierten Ärzte (vgl. Geraedts 2019, S. 265).

5.4.2 Weiterbildungsstätte

Die Weiterbildungsstätte (z.B. eine Krankenhausabteilung) wird von der ÄKSH zugelassen, sobald ein befugter Arzt dort tätig ist (vgl. ÄKSH o.J./4, S. 1). Die Befugung kann jedoch eingeschränkt werden (vgl. ÄKSH 2008, S. 3). Die DEGAM (Deutsche Gesellschaft für Allgemeinmedizin und Familienmedizin) sieht neben der pädagogischen Grundqualifikation besonders das Patientenspektrum und die Infrastruktur der Weiterbildungsstätte als relevant an (vgl. DEGAM o.J., S. 3)

Flum und Kollegen konnten über eine internationale Literaturrecherche 337 Qualitätsindikatoren ermitteln, um Weiterbildungsstätten bzw. Weiterbildungsverbünde zu bewerten. Nach einer Zusammenfassung und einem Ausschluss aller Indikatoren, die gesetzlich bereits verbindlich vorgeschrieben sind, verblieben abschließend 19 Qualitätsindikatoren, die in Struktur- und Prozessqualität unterteilt wurden. Hierzu zählen, mit Fokus auf die Zielsetzung dieser Thesis: die Leitung der Einrichtung durch einen Facharzt im selben Fachgebiet, Rotationsmöglichkeiten, Rotationsplan, KVP des Rotationsplanes, schriftliche Fixierung der persönlichen Weiterbildungsziele des Weiterbildungsassistenten (Partizipation), Beachtung der Inhalte des Curriculums des Fachbereiches, Begleitseminare, Mentoring und Tutor im Arbeitsalltag, wöchentliches Feedback, regelmäßige Supervision der Gespräche mit Patienten, die Lehrtätigkeit von Weiterbildungsassistenten, Train-the-Trainer Angebote für Weiterbildungsbefugte sowie die Kooperation mit einem vergleichbaren Fachbereich einer Universität (vgl. Flum et al. 2017, S. 113, 114 f, 117 ff).

5.4.3 Verknüpfungen mit der Meso-Ebene

Die Weiterbildung findet durch Befugung einer Einrichtung der Meso-Ebene auf Mikro-Ebene statt. Da nicht alle Probleme auf Mikro-Ebene durch Einrichtungen dieser Ebene verursacht werden oder beeinflussbar sind, sollte der Dialog aller Ebenen somit regelmäßig gepflegt und eine gemeinsame Weiterentwicklung (vergleichbar dem sog. Konsensprinzip der staatlich geregelten Berufsausbildungen) angestrebt werden. Die folgenden Schnittmengen bedürfen besonderer Beachtung:

5.4.3.1 Familienfreundlichkeit, persönliche Ziele und Work-life Balance

Die Weiterbildung sollte gemäß Forderungen der Ärztekammern bevorzugt in Vollzeitbeschäftigung absolviert werden. Sie kann in Ausnahmefällen mit min. 50% stattfinden (vgl. ÄKSH o.J./1). Dies mag wohlmöglich aus logistischer Sicht sinnvoll sein, jedoch unter Umständen der Forderung nach mehr Familienfreundlichkeit entgegenstehen. Die KVSH benennt als konkretes Hemmnis einer Niederlassung die Überschneidung von Familiengründung und durchschnittlichem Niederlassungsalter (vgl. KVSH 2014, S. 9, 47). Überdurchschnittlich viele Weiterbildungsassistenten in Teilzeit empfinden sich in der Weiterbildung benachteiligt (Probleme bei Rotationen, Überstunden, Wertschätzung und Springereinsätzen statt Struktur). Dabei bietet gerade die Teilzeitbeschäftigung ein besonders großes Potential zur Reduzierung des Fachkräftemangels (vgl. Raspe et al. 2018, S. e43, e46). Eine Erhebung aus dem Jahre 2012 ergab, dass 42% der online befragten Ärzte eine ungenügende Vereinbarkeit von Beruf und Familie empfinden (vgl. Buxel 2013, S. 68). Eine strukturierte Weiterbildung und flexible Arbeitszeitmodelle sind zur Verbesserung der Vereinbarkeit von Beruf und Familie jedoch dringend geboten (vgl. Römer et al. 2017, 47 ff). Das BG Klinikum in Murnau konnte sogar belegen, dass eine familienfreundliche Ausrichtung gewinnmaximierend wirkt (vgl. Bühren 2010, S. 22).

Auch andere Transitionen im Erwerbsleben (= Übergänge von der einen in die nächste Lebensphase eines Individuums) sollten zu einer Flexibilisierung der Arbeitsangebote führen, um zusätzliche Fachkräfte zu gewinnen (vgl. Schmidt-Lauff, von Felden 2015, S. 15; Löffler, Goldgruber, Hartinger 2018, S. 170). Hinderlich wirken z.B. in der hausärztlichen Versorgung die hohe Arbeitsbelastung, die Tag-und-Nacht Erreichbarkeit, die geringere Vergütung im direkten Vergleich mit anderen Fachärzten, die Anerkennung des Facharztes innerhalb der Ärzteschaft, die finanzielle Belastung bei Praxisgründung, fehlende Aufstiegsmöglichkeiten, fehlende Forschungsmöglichkeiten und der Wohnort auf dem Land (vgl. Popp, Garkisch 2019, S. 134 ff).

5.4.3.2 Vertragliche Grundlagen

Schwalbach formuliert die Hypothese, dass fehlende vertragliche Fixierungen ursächlich für Weiterbildungen jenseits der Mindestweiterbildungszeit sind (vgl. Schwalbach 2015, S. 62). Die vertragliche Fixierung der Anstellung und Weiterbildung weist starke Verbindungen zur Meso-Ebene auf. Zwar wird der Vertrag derzeit auf Mikro-Ebene geschlossen, jedoch könnten Parteien auf Meso-Ebene dies explizit fordern. Besonders die Ärztekammer könnte hier auch selbst in die Funktion einer Schulleitung auf die Mikro-Ebene wechseln und einen Weiterbildungsvertrag anbieten. Hierzu müsste jedoch die Befugung der Weiterbildenden beschnitten werden. Hölbling empfiehlt die Dokumentation der Anforderungen an die Weiterbildung in einem Lastenheft (vgl. Hölbling 2007, S. 13). Dieses Lastenheft bzw. Curriculum könnte dann eine Anlage zum Arbeitsvertrag darstellen. Der Marburger Bund rät hingegen zu einem separaten Weiterbildungsvertrag (vgl. Marburger Bund 2016, S. 4, 46) oder einem Standard-Anstellungsvertrag für Weiterbildungsassistenten, in dem eine Arbeitgeberpflicht zur Durchführung der Weiterbildung fixiert ist (vgl. Marburger Bund 2017/2).

5.4.4 Medizinpädagogische Rahmenbedingungen

Eine gute Weiterbildung stellt ein Qualitätsmerkmal für den Arbeitsplatz als Assistenzarzt dar. Die Weiterbildungsbefugten sind hier in der Pflicht (vgl. Lüthy 2013, S. 203). Umfragen der letzten Jahre ergaben jedoch immer wieder, dass ein nicht zu vernachlässigender Anteil der Ärzte in Weiterbildung (ca. 36%) mit dem vorherrschenden Führungsstil ihrer Vorgesetzten unzufrieden war (vgl. Buxel 2012, S. 85).

Kunden bzw. konkret bezogen auf die ärztliche Weiterbildung interne Kunden legen bei Bildungsdienstleistungen zunehmend Wert auf ein qualitativ hochwertiges Curriculum. Durch sich permanent im Wandel befindliche Kundenbedürfnisse ist das Curriculum regelmäßig zu überarbeiten. Scholz nennt dies den Curriculumprozess (vgl. Scholz 2016/2. S. 12). Hierbei ist jedoch zu beachten, dass Weiterbildung nur bedingt als eine standardisierte Dienstleistung verstanden werden darf, da sich die Teilnehmer in unterschiedlichen Lebensphasen bzw. Transitionen befinden können (vgl. Pätzold, Schmidt-Lauff, von Felden 2015, S. 15). Brüche im Lebenslauf und Störungen können jedoch die Entscheidung für eine Bildungsmaßnahme ebenso begünstigen (vgl. Hölbling, Stößel, Bohlander 2010, S. 63).

Da dem Weiterbildenden und dem Curriculum von Seiten der Ärztekammer, der Berufsverbände und nicht zuletzt der Ärzte in Weiterbildung so viel Bedeutung zugesprochen wird, vertiefen die folgenden Unterkapitel diese Aspekte.

5.4.4.1 Das Curriculum

Krankenhäuser mit strukturiertem Weiterbildungscurriculum haben nachweislich weniger Fachkräftemangel (vgl. Kugelstadt 2014, S. 65). Strukturierte Weiterbildungscurricula verbessern ebenso das Wohlbefinden im Beruf und reduzieren psychische Belastungen (vgl. Raspe et al. 2018, S. e42, e43 f). Römer et al. stellen fest, dass sich schon eine subjektiv als gut bewertete Weiterbildung positiv auf die Mitarbeiterzufriedenheit auswirkt (vgl. Römer et al. 2017, S. 47 ff).

Die Ärztekammer Schleswig-Holstein weist darauf hin, dass die Weiterbildung gemäß gültiger Weiterbildungsordnung stattzufinden hat und strukturiert anhand von Curricula durchzuführen ist. Parallel sind vom Arzt in Weiterbildung Logbücher zu führen und Belege für die Weiterbildung zu sammeln (z.B. Dokumentation der Jahresgespräche) (vgl. ÄKSH o.J./1). Im Rahmen der Good Practice Recherche fiel auf, dass der Begriff Curriculum auf unterschiedlichen Ebenen verwendet wird, wobei bestenfalls der Konkretisierungsgrad bis hin zu einem umfassend ausgearbeiteten Rotationsplan zunimmt.

Die **oberste nationale** Ebene stellen die Muster-Richtlinien der BÄK dar (vgl. BÄK 2011). Sie empfehlen im Gegensatz zur MWBO konkret Richtzahlen über durchzuführende Untersuchungen, Operationen etc., um eine Zulassung zur Facharztprüfung zu erhalten.

Auf der **2. Ebene** befinden sich die konkretisierenden Empfehlungen der Facharztgesellschaften. Exemplarisch kann hier das Kompetenzbasierte Curriculum Allgemeinmedizin der DEGAM genannt werden. Die DEGAM konkretisiert die zu erlernenden Inhalte und leitet zur Selbstreflexion der AiW an (vgl. DEGAM 2015). Auf vergleichbarem Niveau kann der Lernzielkatalog Arbeitsmedizin der DGAUM (Deutsche Gesellschaft für Arbeitsmedizin und Umweltmedizin) eingestuft werden (vgl. DGAUM o.J.).

Die **3. Ebene** besitzt verbindlichen Charakter. Sie wird repräsentiert durch die Pflicht-Logbücher der Landesärztekammern und die Weiterbildungsordnung. Die hausinternen Curricula und Rotationspläne stellen die 4. und konkreteste Ebene dar.

Eine Freizügigkeit und gegenseitige Anerkennung der abgeschlossenen Facharztweiterbildungen innerhalb der Europäischen Union (EU) und Europäischen Wirtschaftsgemeinschaft (EWG) wurde bereits in den Jahren 1993 und 2005 beschlossen und in den Richtlinien Richtlinie 93/16/EWG und Richtlinie 2005/36/EG veröffentlich. International gibt es inzwischen sogar die Bestrebung die höchste medizinische Ausbildung, also den Facharzt/medical specialist, zu harmonisieren (vgl. UEMS 2015, S. 7 f; UEMS 2008, S. 6). Neben medizinischen Spezialisten sind hier ebenso pädagogische Fachkräfte an der Entwicklung der Standards beteiligt.

Ihre Curricula stellen somit eine derzeit in Deutschland ungültige **5. Ebene** dar. Ein erfolgreicher Abschluss berechtigt jedoch nicht in jedem Land zur Berufsausübung (vgl. UEMS 2015, S. 7 f). Diese Ebene kann zukünftig jedoch zumindest theoretisch eine übergeordnete Position einnehmen. Derzeit scheint jedoch die föderalistische Struktur der Ärztekammern mit individuellen Auslegungen und Anpassungen der MWBO eher hinderlich für eine Übernahme europäischer Weiterbildungskonzepte.

Exemplarisch sei hier der Europäische Facharzt für Urologie, FEBU (Fellow of the european board of urology), vorgestellt. Das Curriculum wurde mit den Zielen der europäischen Einheitlichkeit sowie verbindlicher Qualitätskriterien entwickelt. 14 klassische Operationsverfahren werden einzeln ausgebildet, geprüft und anschließend eigenverantwortlich durchgeführt. Dies bietet den Vorteil, dass neue Ärzte schneller selbständig und nicht erst nach Erteilung des Facharztstatus arbeiten können (vgl. Müller, Strunk, Alken 2012, S. 1065 ff). Dieses Vorgehen würde den Krankenhäusern deutlich die Personalkosten minimieren, da nicht über die gesamte Weiterbildungszeit ein Facharzt die Operationen oder sonstige Behandlungen begleiten muss, auch wenn diese bereits perfekt beherrscht werden. Die Arbeitsplatzbeobachtung bei der Durchführung einer in sich geschlossenen Intervention endet mit einer (Teil-)Prüfung.

5.4.4.2 Der Weiterbildungsbefugte als Pädagoge und Bildungsmanager

Eine zentrale Bedeutung kommt dem Weiterbildungsbefugten zu, da die ärztliche Weiterbildung durch diesen persönlich zu erfolgen hat (vgl. ÄKSH o.J./2; Ratzel, Lippert 2006, S. 284). Die Übertragung der Weiterbildung an Oberärzte ist unzulässig, wird derzeit jedoch nicht geahndet (vgl. Ratzel, Lippert 2006, S. 285).

Chefärzte sind vergleichbar mit der Position eines Abteilungsleiters in der Industrie. Im Gegensatz hierzu sind die Chefärzte jedoch weiterhin operativ, d.h. am Patienten, tätig. Chefärzte arbeiten kurativ, sind in der Weiterbildung tätig, übernehmen Aufgaben für das Marketing, publizieren und übernehmen Führungsaufgaben, jedoch in der Regel mit nur einem sehr geringen Anteil ihrer Arbeitszeit (vgl. Scholz 2016/1, S. 89).

Oftmals wird die Lehre als Nebentätigkeit oder gar Nebensächlichkeit empfunden. Es fehlt an einer ausreichenden Identifikation mit dieser Tätigkeit und sie wird in der Priorisierung hinter die Patientenbetreuung und anderen Aspekte aus dem Klinikalltag eingeordnet (vgl. Seufert 2013, S. 310; Ansorg et al. 2015, S. 99). Führungskräfte sollten zumindest einen Teil ihrer Zeit mit der Entwicklung des ihnen zugeordneten Personals beschäftigt sein (vgl. Hoffmann 2018, S. 245 ff). An der Universität angestellte medizinische Professoren stehen vergleichbaren Rollenkonflikten gegenüber. Sie sind jedoch neben der ärztlichen Tätigkeit und ggf.

Leitungsfunktionen kraft Gesetzes zur Lehre verpflichtet. In Schleswig-Holstein stellt hierzu die Landesverordnung über die Lehrverpflichtung an Hochschulen (Lehrverpflichtungs-verordnung - LVVO) die rechtliche Grundlage dar.

Trotz der Vorgaben der Ärztekammern ist unter den Teilnehmern einer Weiterbildung zum Facharzt wenig Optimismus festzustellen. Derzeit gehen 83% der durch Raspe befragten Ärzte in Weiterbildung davon aus, dass ihr Logbuch zum Ende der Weiterbildungszeit nicht alle Pflichtinhalte nachweisen kann (vgl. Raspe 2018, S. e46). Die jährlichen Pflichtgespräche haben bei 27% der Befragten nicht stattgefunden und wurden bei weiteren 50% parallel zur ärztlichen Tätigkeit durchgeführt (vgl. Raspe 2018, S. e46).

In den Niederlanden werden für die Facharztausbildung zur Lehre freigestellte Ärzte vorgehalten. Dies ist jedoch im Vergleich zu Deutschland nur möglich, da rd. 130.000 Euro je Weiterbildungsassistenten vergütet werden (vgl. Hasebrook, Hinkelmann, Hahnenkamp 2018, S. 196). Der besonderen Bedeutung des Weiterbildungsbefugten sollte somit auch eine besondere Qualifizierung gegenüberstehen. Da neben dem medizinischen Fachwissen weitere Kompetenzen notwendig sind, die für die Patientenbetreuung keine Relevanz besitzen, scheint eine zumindest anteilige Freistellung für Lehrtätigkeiten sinnvoll bzw. sogar notwendig zu sein. Während medizinisch-fachlich einige Minimalvoraussetzungen definiert sind, so fehlen gegenwärtig verpflichtende pädagogische Qualifikationen und nachweisliche Führungskompetenzen. Notwendige Kompetenzen für Weiterbildende sind medizinisch-fachliche Kompetenzen, pädagogische und soziale Kompetenzen sowie Management-kompetenzen (vgl. Seufert 2013, S. 314) bzw. ganz allgemein für Dozenten die fachliche Kompetenz, die didaktische Kompetenz, die soziale Kompetenz sowie die Personale-, Selbst- und Beratungskompetenz (vgl. Zech 2008, S. 79).

Gerade bei den Chefärzten ist kritisch zu hinterfragen, woher diese per se Führungskompetenz besitzen sollen, da dies weder ein Standardinhalt im Medizinstudium noch im ärztlichen Berufsalltag erlernbar ist (vgl. Scholz 2016/1, S. 89). Ähnlich kritisch kann die pädagogische Qualifikation hinterfragt werden. Eine Umfrage des BDC ergab, dass nur etwas über die Hälfte der Weiterbildungsassistenten ihren Ausbilder als didaktisch ausreichend qualifiziert ansehen (vgl. Krüger, Seifert 2016, o.S.). Somit bedarf es dringend einer Kompetenzentwicklung (vgl. Seufert 2013, S. 293; Lüthy 2013, S. 201). Hierzu fehlen jedoch Vorbilder und geeignete Seminare (vgl. Lüthy 2013, S. 201).

Abgeleitet aus den bereits beschriebenen Kompetenzforderungen bedeutet dies für eine Personalentwicklung der (zukünftigen) Chefärzte, dass sie zumindest in den Bereichen Pädagogik und Management weiterentwickelt werden sollte. Medizinisch-fachliche Kompetenzen sollten sich schlüssig aus dem Lebenslauf ergeben und soziale Kompetenzen ggf. im Bewerbungs- und Auswahlverfahren ermittelt und bewertet werden. Ab der Ebene des Oberarztes sollten Führungsqualitäten bzw. -qualifikationen ein Kriterium bei der Personalauswahl sein. Dies ist jedoch aufgrund des Fachkräftemangels bzw. der geringen Bewerberzahl oftmals nicht möglich (vgl. Windeck 2017, S. 110). Übliche Praxis ist die gezielte Beförderung von älteren oder praxiserfahrenen Mitarbeitern auf Führungspositionen anstelle der gezielten Einstellung von Fachkräften mit dem Schwerpunkt der Personalführung und -entwicklung (vgl. Hoffmann 2018, S. 249, 254).

Hoffmann geht von einer Lehrgangslänge für angehende Führungskräfte von 12 – 18 Monaten aus, die neben Theorie auch Planspiele bzw. Simulationen enthalten sollte (vgl. Hoffmann 2018, S. 258). Fürsprecher einer längeren Qualifizierungsmaßnahme (z.B. im Rahmen eines Masterstudienganges Krankenhausmanagement für Fachärzte) sehen eine organisierte Weiterbildung, klinische Didaktik, moderne Informationstechnik, Rhetorik sowie den Fachbereich der Personalentwicklung als Kern-kompetenzen (vgl. Siebolds, Craanen, Webler 2003, S. 47, 54; DIP 2003, S. 47 f, 54; Kollewe, Sennekamp, Ochsendorf 2018, S. 41). Auch eine Weiterqualifizierung zum Master of Medical Education kann die Tätigkeiten des Lehrpersonals fundieren oder gar verbessern (vgl. Kollewe, Sennekamp, Ochsendorf 2018, S. 154).

Im Interesse der Kliniken, der Weiterbildungsassistenten und letztendlich der Gesellschaft bzw. der Patienten sollten Qualitätssicherungen der ärztlichen Weiterbildung aufgebaut werden. Das Peer-Review bzw. kollegiales Lernen stellt derzeit innerhalb der Ärzteschaft eine der angesehensten Techniken zur Qualitätssicherung dar, ist jedoch der Freiwilligkeit unterworfen (vgl. BÄK o.J./1; Diel et al. 2011, S. 98, Zalenska 2010, S. 36). Es wird von der BÄK als unbürokratisch beschrieben und der Nutzen im Vergleich zu den gesetzlichen Vorgaben als größer bewertet (vgl. BÄK 2014/1, S. 7). Ein konkret beschreibendes Peer-Review zw. Weiterbildenden ist im Rahmen der Recherche zu dieser Ausarbeitung nicht aufgefunden worden und könnte somit einen möglichen Weiterentwicklungsansatz darstellen. Die Bundesärztekammer empfiehlt das Peer-Review nur beiläufig zur Anwendung auf die interne Weiterbildung (vgl. BÄK 2014/1, S. 50).

5.4.5 Der Arzt in Weiterbildung

Den Weiterbildungsassistenten wird derzeit eine hohe Eigenverantwortlichkeit zur Erlangung und Dokumentation aller notwendigen Inhalte abverlangt (vgl. Heil, Schwandt, Schöffski 2009, S. 13 f). Schon in der Auswahl für einen weiterbildungsbefugten Arbeitgeber sollten die (angehenden) Assistenzärzte durch kritische Fragen späteren Unzufriedenheiten und Enttäuschungen aktiv entgegenwirken. Ein Hilfsmittel könnten auch Checklisten (s. Kapitel 4.2.2) und Garantien durch Weiterbildungsverträge (s. Kapitel 4.5.4.2) sein. Sofern theoretische Inhalte nicht ausreichend im Weiterbildungsalltag vermittelt werden (z.B. Leitlinien oder Differentialdiagnosen), so bleibt auch hier den Weiterbildungsassistenten nur die Möglichkeit des Selbststudiums nach Arbeitsende oder die Buchung einer berufsbegleitenden Fortbildung. Oftmals wird ein externes Schulungsangebot zum Bestehen der Facharztprüfung als essenziell erachtet (vgl. Raspe et al. 2018, S. e46).

Vor Arbeitsaufnahme sollte die Ärztekammer kontaktiert werden, um die Angaben des potenziellen Arbeitgebers zu überprüfen (vgl. Kugelstadt 2014, S. 40). Generell sollten die Weiterbildungsassistenten viel mehr den Dialog mit der Ärztekammer suchen (vgl. Hellmann et al. 2020, S. 177).

6 Der Prozess der ärztlichen Weiterbildung

Wie in den vorherigen Ausführungen dargestellt, sollten Weiterbildungen als Prozesse wahrgenommen bzw. gezielt angelegt werden (vgl. Häring 2003, S. 44 f; Friedrich 2012, S. I, 4, 51; Hölbling, Stößel, Bohlander 2010, S. 8; Zech 2008, S. 58; Rau et al. 2014, S. 1, 9; Seufert 2013, S. 254; Griese, Marburger 2011, S. 14 ff). In der Unterteilung der Prozessarten in Führungs-, Kern- und Unterstützungsprozesse ordnen Brüggemann und Bremer die Personalschulungen den Führungsprozessen zu (vgl. Brüggemann, Bremer 2012, S. 125 f). Als Prozessverantwortlicher ist, aufgrund der derzeitigen Vorgaben der Ärztekammern, der Weiterbildungsbefugte zu benennen.

Der Notwendigkeit der Wirtschaftlichkeitserhöhung kann lediglich mit einem optimierten ineinandergreifen von Prozessen begegnet werden. Das sog. Lean Management besitzt das hierzu notwendige Potential (vgl. Gliebe 2018, S. 127 ff, 133 ff). Lean Management folgt dem Prinzip der Verschlankung durch den Abbau von Verschwendung jeder Art bei gleichzeitiger Maximierung der Qualität bzw. der optimalen Berücksichtigung der Kundenwünsche. Hierzu sind Prozesse genau zu definieren, Schnittstellen zu beachten, Verantwortlichkeiten klar festzulegen und Fehler sollen frühestmöglich zu Gegenmaßnahmen führen (vgl. Friedrich 2012, S. 38). Lüthy empfiehlt zur Steuerung der ärztlichen Weiterbildung die Qualitäts-managementabteilung (vgl. Lüthy 2013, S 203). Sie würde somit ihre besonderen Methodenkenntnisse als interner Dienstleister dem Prozessverantwortlichen anbieten.

6.1 Prozessdarstellung

In der Krankenhauspraxis erprobte Werkzeuge zur Qualitätsverbesserung sind die Prozessdarstellung als Flussdiagramm (optisch standardisiert über die DIN 66001) und Ursachen-Wirkungs-Diagramme (syn. Ishikawa-/Fischgrät-Diagramme). Das Ishikawa-Diagramm ist primär eine Technik, die mit einem strukturierten Brainstorming arbeitet (vgl. Seyfarth-Metzger, Liebich, Volz 2010, S. 320 ff).

Hierzu betrachtet das Ishikawa-Diagramm die 6 M (Mensch, Maschine, Material, Mitwelt, Methode und Messung) (vgl. Stoesser 2019, S. 85 f). Eine beispielhafte Übertragung auf die ärztliche Weiterbildung ist in Abb. 2 dargestellt.

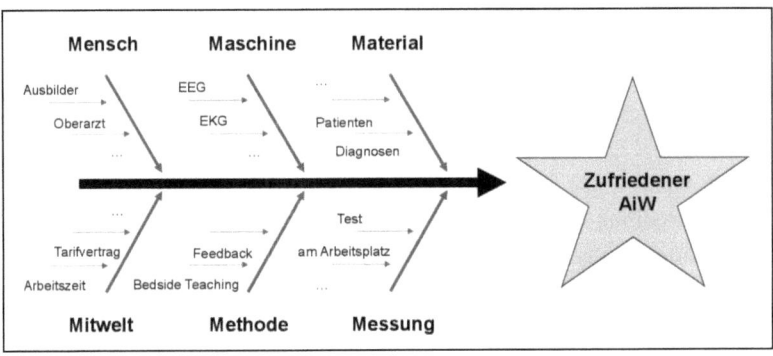

Abb. 2: exempl. Fischgrät-Analyse der ärztlichen Weiterbildung, eigene Darstellung

Für Geschäftsprozesse gibt es einige Gestaltungsregeln. Sie beginnen mit einer Anforderung durch einen Kunden und enden beim Kunden mit der Übergabe des Prozessergebnisses, sind in Teilprozesse/Arbeitsschritte zu unterteilen, der Ablauf des Prozesses ist so ressourcenschonend wie möglich zu planen, mit Lieferanten sind Verträge/Vereinbarungen zu treffen, eine Dokumentation des Prozesses hat zu erfolgen und Verantwortlichkeiten sind zu benennen (vgl. Schmelzer, Sesselmann 2013, S. 149 ff). Definierte Prozesse sind regelmäßig zu überprüfen, um das Verbesserungspotential auszuschöpfen (vgl. Ertl-Wagner, Steinbrucker, Wagner 2013, S. 93).

6.2 Prozessdarstellung der ärztlichen Weiterbildung

Bei der Definition eines Prozesses ist zu hinterfragen, was das Ergebnis sein soll, welche Ressourcen benötigt werden, wie viel Zeit für die Teilprozesse und den Gesamtprozess zur Verfügung stehen, welche Aufgaben erledigt werden müssen sowie Verantwortlichkeiten und Finanzmittel (vgl. Zech 2008, S. 66 f). Ein Musterprozess ist zur Verdeutlichung in Abb. 3 dargestellt.

Der Prozess der ärztlichen Weiterbildung

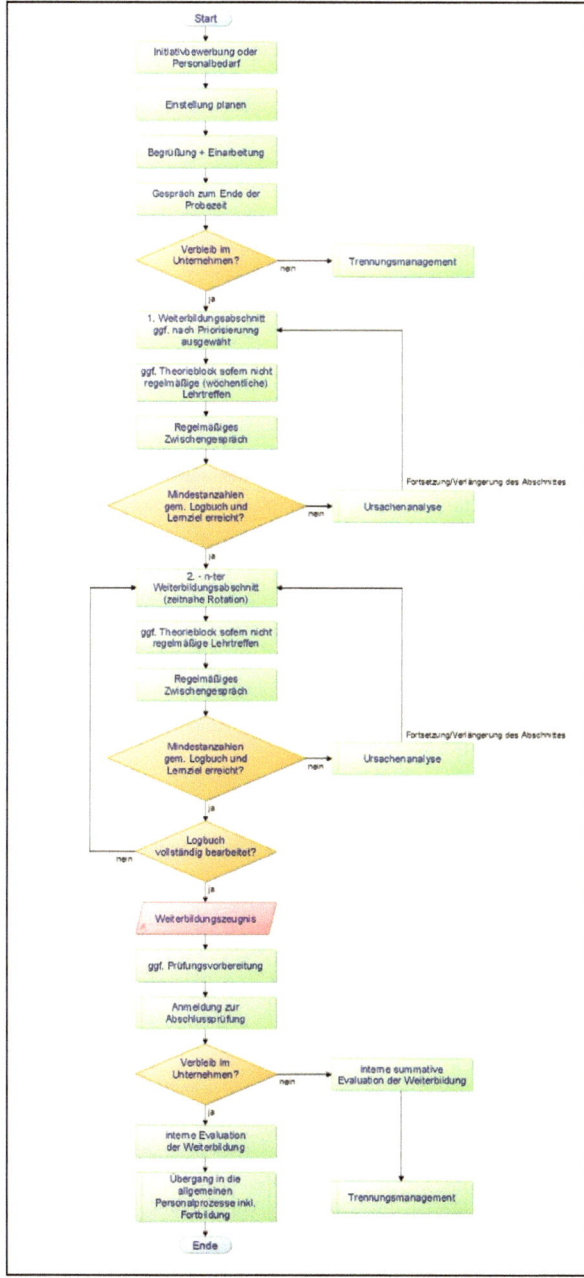

Abb. 3: Musterprozess der ärztl. Weiterbildung, eigene Darstellung

55

Legende zur Abbildung 3:

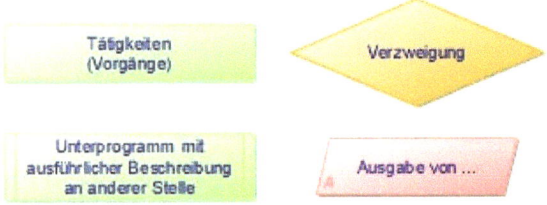

6.3 Vorschlag einer Prozessoptimierung auf Unternehmensebene

Auch wenn jede Organisation aufgrund unterschiedlicher Rahmenbedingungen auch unterschiedliche Prozesse besitzt, so werden im Folgenden einige Aspekte aufgegriffen, die zumindest eine kritische Betrachtung des eigenen Prozesses unterstützen sollten. Dabei sollte der sog. PDCA-Zyklus (oder vergleichbar) zur kontinuierlichen Verbesserung eingesetzt werden (vgl. Hensen 2019, S. 293; Hofer 2018, S. 37 ff). Der PDCA-Zyklus setzt sich aus den Elementen Planungsphase, Umsetzungsphase, Prüfphase und (Re-) Aktionsphase sowie einem darauffolgenden Wiedereinstieg in die Planungsphase zusammen (vgl. Ertl-Wagner, Steinbrucker, Wagner 2013, S. 6). Eine Übertragung auf die ärztliche Weiterbildung wird in Abb. 4 dargestellt.

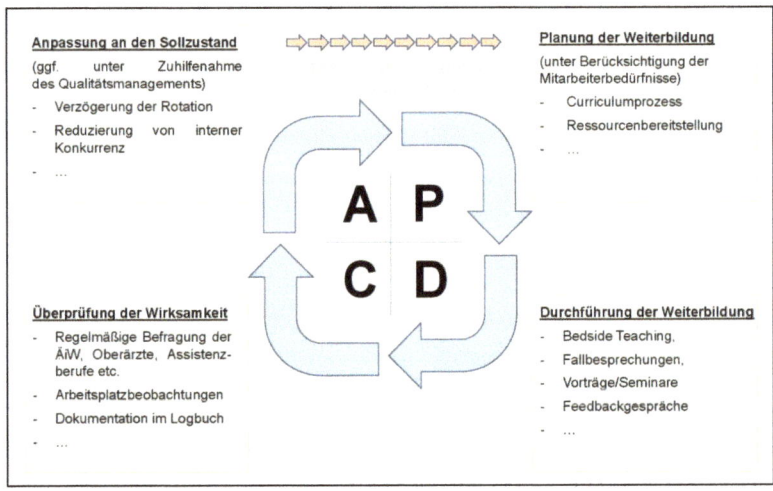

Abb. 4: Deming Zyklus der ärztlichen Weiterbildung, eigene Darstellung

Zur Steigerung der Effizienz bzw. Optimierung eines Prozesses lassen sich diverse Ansätze aufzeigen, die hinsichtlich des Optimierungspotentials auf den gegenwärtig zu untersuchenden Prozess zu erwägen sind. Hierzu zählen: Weglassen, Zusammenlegen, Ergänzen, Parallelisieren, Überlappen, Auslagern, Vermeiden von Rücksprüngen/Schleifen, Ändern der Reihenfolge, Reduzieren von Schnittstellen, Standardisieren, Automatisieren, Minimieren von Liegezeiten und Puffern, Beseitigen von Ressourcenengpässen und Beschleunigung (vgl. Schmelzer, Sesselmann 2013, S. 159; Hensen 2019, S. 289; Kretzmann 2010, S. 89). Auch wenn Prozesse sehr unternehmensspezifisch sind, so versucht die Abb. 5 dies anhand praktischer Beispiele aus der ärztlichen Weiterbildung zu verdeutlichen. Die endgültige Festlegung des Weiterbildungsprozesses erfolgt immer durch den Anbieter.

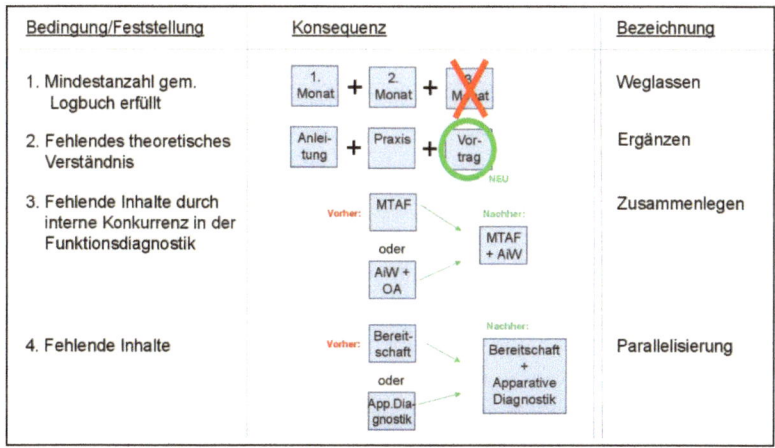

Abb. 5 Beispiele der Prozessoptimierung, eigene Darstellung

Bezogen auf den Ansatz der Parallelisierung kann festgestellt werden, dass dies für die ärztliche Weiterbildung nicht unproblematisch ist (vgl. Raspe et al. 2018, S. e48). Abweichend von den Standardansätzen zur Prozessoptimierung wird somit an dieser Stelle ein „Rückbau" von Parallelisierung als Methode empfohlen, da der bisherige Grad der Parallelisierung anscheinend den Optimalbereich verlassen hat. Die Ansätze des Ergänzens bzw. der Reihenfolgenänderung sollten hierbei Beachtung finden.

Stoesser sieht die Prozessoptimierung als Grundlage um die Termintreue zu erhöhen, zur Produktivitätsverbesserung, zur Förderung der Transparenz und zur Optimierung der Finanzkennzahlen (vgl. Stoesser 2017, S. 8). Bezogen auf die ärztlichen Weiterbildung könnte somit eine Prozessdarstellung und -optimierung eine

Beschleunigung der Weiterbildung ermöglichen, die bestenfalls zum frühestmöglichen Zeitpunkt der Facharztprüfung endet (inkl. einem vollständig abgearbeiteten Logbuch und ohne nennenswerte finanzielle oder zeitliche Mehrleistungen (Selbststudium, Zusatzlehrgang etc.) der angehenden Fachärzte).

Ein internes Audit sowie optionale externe Audits sollten den Weiterbildungsprozess regelmäßig kritisch hinterfragen. Bei der Auswahl der internen Auditoren bzw. Beauftragten der obersten Leitung sind Interessenkonflikte weitestgehend auszuschließen (vgl. Hensen 2016, S. 295 f; Gietel, Lobinger 2020, S. 79). Eine optionale externe Zertifizierung kann hierbei zusätzlich in Erwägung gezogen werden. Für den Selbstzweck der Prozessoptimierung genügt jedoch das Audit.

Die zeitnahe Rotation wird oftmals als erfolgversprechender Ansatz zur Situationsverbesserung bewertet. Das Logbuch kann hierbei eine Unterstützung bieten (vgl. Bräuer, Voigt, Hartmann 2016, S. 178). Als Positivbeispiel kann besonders die in Schleswig-Holstein aufgebaute Koordinierungsstelle für die Verbundweiterbildung für angehende Hausärzte bewertet werden. Sie übernimmt den Aufbau eines Rotationsplanes (vgl. KVSH 2018, S. 15). Sollte z.B. im Rahmen einer Befragung der Weiterbildungsassistenten eine einzelne Zielgröße aus dem Logbuch vermehrt für die Verzögerung der Weiterbildung identifiziert worden sein, so können hierzu Ursachen ermittelt und Lösungsansätze gesammelt werden. Ursachen könnten z.B. zu wenige Patienten mit dieser Diagnose, zu viele Weiterbildungsassistenten, primäre Behandlung durch Fachärzte (zur Zeiterspanis) etc. sein. An dieser Stelle sei noch einmal auf das Ishikawa-Diagramm für ein strukturiertes Brainstorming hingewiesen.

Ebenso können Maßnahmen zur Steigerung der Eigeninitiative organisiert werden. Da lediglich die Makro- und Meso-Ebene Altershöchstgrenzen und eine maximale Weiterbildungsdauer festlegen könnten, so bleibt den medizinischen Einrichtungen nur die Befristung eines Vertrages oder die Auszahlung von Prämien.

Folgende Lösungsansätze könnten der Qualitätsverbesserung dienlich sein:

Problem	Möglicher Optimierungsansatz
zu viel Bürokratie	Automatisierung: (Serienbriefe, zentrale Datenspeicher, Handscanner etc.) Auslagern: z.B. an medizinische Schreibkräfte
Personalmangel	Ändern der Reihenfolge: personalaufwändige Tätigkeiten werden auf Zeiten gelegt, die z.B. mehr Teilzeitkräfte anbieten können

Problem	Möglicher Optimierungsansatz
Interne Konkurrenz durch Assistenzkräfte	Beseitigen von Ressourcenengpässen (hier: Patienten) durch Stellenabbau oder Patientenakquisition Parallelisierung/Zusammenlegung: Medizinische Assistenzberufe übernehmen die Anleitung und Beobachtung am Arbeitsplatz anstelle des Oberarztes
Fehlendes Fachwissen	Ergänzen von Theoretischen Unterrichtseinheiten
Fehlende Kapazitäten beim Weiterbildungsbefugten	Auslagern an zugelassene Seminaranbieter, Gerätehersteller, Akademien der Ärztekammern etc. oder Verbundweiterbildung zur Entlastung der Befugten.
Verlängerte Weiterbildung	Beschleunigung durch frühzeitigere Rotationen und gezieltere/flexiblere Einsatzplanung. Motivation zur Eigeninitiative (Bottom-up) mittels Höchstdauern, Altersgrenzen und monetären Anreizen

Tab. 1: Übertragung der Ansätze zur Prozessoptimierung, eigene Darstellung

7 Fazit

7.1 Zusammenfassung der Erkenntnisse

Welche Hemmnisse bzw. welche Optimierungspotentiale konnten im Rahmen dieser Ausarbeitung identifiziert werden, um eine Verbesserung des Weiterbildungsprozesses für angehende Fachärzte zu erzielen?

Die medizinische Aus- und Weiterbildung in Deutschland wird seit vielen Jahren und bis in die Gegenwart immer wieder reformiert. Große Änderungen seitens der Selbstverwaltung blieben jedoch trotz der Forderungen von Berufsverbänden, Sachkundigen und besonders der Gruppe der Weiterbildungsassistenten weitestgehend aus. Die Qualität der Weiterbildung kann durchaus als ungenügend beschrieben werden, obwohl viele zielversprechende Ansätze bereits in den Weiterbildungsordnungen verbindlich vorgeschrieben sind.

Gemessen am Indikator Teilnehmerzufriedenheit sollte durch die Maßnahmen „mehr Zeit für Weiterbildung", „zügiger Lernfortschritt", „Berücksichtigung der aktuellen Lebensphase (Teilnehmerzentrierung)" und „generelle Wertschätzung" bereits kurz- bis mittelfristig eine große Situationsverbesserung möglich sein. In einigen Aspekten bedarf es lediglich der verschärften Kontrolle der Anforderungen durch die zuständigen Stellen. Als Konsequenz der Nichtberücksichtigung gehen viele mögliche Berufsjahre dieser Mediziner als Facharzt den Gesundheitsdienstleistern und letztendlich der Gesellschaft verloren.

In den medizinischen Einrichtungen hat das Qualitätsmanagement besondere Berührungspunkte zu dieser Thematik und sollte zukünftig die Steuerung der Weiterbildung übernehmen. Ebenso bestehen starke Einflussmöglichkeiten durch die Personalabteilung mit ihrer Zuständigkeit für Personalauswahl und Personalentwicklung. Eine fehlende Identifikation der Geschäftsführung und der Weiterbildungsbefugten als Bildungsdienstleister wirkt besonders hemmend auf eine Situations- bzw. Systemverbesserung. Schon mit einer optimalen Weiterbildung können Arbeitgeber aktives Personalmarketing betreiben und sich sicher sein, dass ein Empfehlungsmarketing ihre Bemühungen unterstützt. Oftmals werden jedoch der Aufwand und die finanzielle Belastung der Weiterbildung eher als Hindernis für den wirtschaftlichen Geschäftserfolg bewertet.

Folgende konkrete Maßnahmen sollten auf der Mikro-Ebene umgesetzt werden:
1. Ärztliche Weiterbildung zum Managementprozess erklären
2. Prozessbeschreibung inkl. Curricula und Prozessoptimierung
3. Verpflichtung und Freistellung der Chefärzte zur Lehrtätigkeit
4. Teilnehmerzentrierung bzw. Lebensphasenorientierung

Begleitend bedarf es jedoch verbesserter Rahmenbedingungen durch die übergeordneten Ebenen. Hier sind besonders die Ärztekammern zu benennen. Sie haben vermehrt ihren Kontroll- bzw. Betreuungspflichten nachzukommen. Eine frühzeitige Registrierung der Ärzte in Weiterbildung ist für Befragungen, allgemeinen Informationsfluss und somit für kurzfristige Reaktionen unerlässlich.

Auffällig in der Untersuchung der Struktur der ärztlichen Weiterbildung war, dass die zuständigen Stellen sie anscheinend kaum in einem Spannungsfeld wahrnehmen. Die Qualifikationen aller Beteiligten leiten sich aus der Berufspraxis als Arzt ab. Dabei deutet schon der Begriff medizinische Weiter<u>bildung</u> auf die Notwendigkeit, unterschiedliche Fachbereiche und ihre Expertise in die Strukturierung einfließen zu lassen.

Die Chefarztposition beinhaltet eine nicht zu vernachlässigende Lehrtätigkeit. Er blickt jedoch primär auf eine medizinisch-fachliche Karriere zurück. Eine Personalentwicklung des Bildungspersonals ist anzustoßen. Besonders Qualifikationen aus den Bereichen Ökonomie und Pädagogik scheinen notwendigerweise zu ergänzen zu sein. Die Bedeutung der Fachärzte für unsere Gesellschaft und der Zeitaufwand des Chefarztes sollten jedoch eine größere Veränderung auslösen. Durch eine interdisziplinäre Befugung (mindestens ergänzt um die Abteilungen Qualitätsmanagement und Bildungsmanagement) sollten moderne Ansätze in den Aufbau der Weiterbildung einfließen. Der Bildungsmanager könnte ein studierter Medizinpädagoge, ein Aus- und Weiterbildungspädagoge (IHK), ein Berufspädagoge (IHK) oder bevorzugt eine neu einzuführende Qualifikation der Ärztekammern auf Bachelor/Master-Niveau darstellen.

Folgende konkrete Maßnahmen sollten auf der Meso-Ebene umgesetzt werden:
1. Registrierung der Teilnehmer ab dem 1. Weiterbildungsabschnitt
2. Regelmäßige Kontaktaufnahmen zu den Teilnehmern
3. Stärkere anlassbezogene Kontrollen der Weiterbildungseinrichtungen
4. Weiterbildung auch in Teilzeit unter 50% ermöglichen
5. Verpflichtendes externes Weiterbildungs-Qualitätsmanagementsystem

6. Verpflichtende Freistellung der Weiterbildungsbefugten für die Lehre
7. Aufbau eines Qualifizierungssystems für Weiterbildende
8. Formative und summative Evaluation der Weiterbildung
9. Maximale Dauer der Weiterbildung festlegen
10. Modularer Aufbau der Weiterbildung mit qualifizierenden Zwischenprüfungen
11. Trennung der praktischen von den theoretischen Inhalten (Blockunterricht)
12. Kostenbeteiligung angehender Fachärzte, die bereits einen oder mehrere Facharztweiterbildungen abgeschlossen haben.

Einen wesentlichen Einfluss auf die Weiterbildung haben auch die Entscheidungen des Gesetzgebers. Dieser sollte hier besonderes Interesse zeigen, da der Fachkräftemangel im Gesundheitswesen letztendlich nicht nur ein Problem der Leistungserbringer, sondern vielmehr ein Risiko für das gesamte Gesundheitssystem darstellt. Wenn notwendig, sind hierzu verstärkte Kontrollen der Ärztekammern durchzuführen oder gar die anteilige Entziehung von Zuständigkeiten zu erwägen. Alternativ kann eine konsequente Anwendung von Techniken aus dem Qualitätsmanagement inkl. einer abschließenden unabhängigen externen Zertifizierung eine Belegfunktion bieten, um eine Steuerung der Weiterbildung zu ermöglichen. QEP, KTQ sowie DIN EN 15224 und DIN ISO 29990:2010 haben bisher die größten Bezugspunkte zur ärztlichen Weiterbildung. Bei allen Systemen scheint jedoch noch viel Weiterentwicklungspotential vorzuliegen. Institute, wie z.B. das AWMF und das IQTiG, können unterstützend beim Aufbau eines staatlich organisierten Berichtswesens einwirken, benötigen hierfür jedoch einen offiziellen Handlungsauftrag.

Zusätzlich sind viele weitere Faktoren weder auf Meso- noch auf Mikroebene zu beeinflussen. Weiterbildung, Qualität und letztendlich die damit verbundene Patientensicherheit kosten Geld. Finanzielle Hilfen sollten somit eine übergeordnete Position einnehmen und bedürfen ggf. der Regulierung durch die Bundesregierung. Mindestens eine standardisierte Vergütung in Höhe von rd. 73.000 Euro (Zuschlag der KV in Höhe von rd. 58.000 Euro + 15.000 Euro Ausbildungsmehrkosten laut Expertenmeinungen) je Weiterbildungsassistenten pro Jahr bis hin zu einer Höhe von 145.000 Euro (in Anlehnung an die Niederlande) sollten zweckgebunden den weiterbildenden Einrichtungen bereitgestellt werden.

Hierzu hat eine Ausgliederung aus den DRG's zu erfolgen. Parallel sollte der Gesetzgeber ein Strategiepapier zur ärztlichen Weiterbildung inkl. Familienpolitik entwickeln.

Folgende konkrete Maßnahmen sollten auf der Makro-Ebene erarbeitet werden:

1. Vermehrte Kontrollen und Beratungen der Ärztekammern
2. Beauftragung eines Instituts zur Erarbeitung eines Qualitätsleitfadens und zur Erstellung eines Weiterbildungsqualitätsberichts
3. Gesetzlich fixierte Freigabe zur Erhebung und Herausgabe/Veröffentlichung
4. der relevanten Sozialdaten (z.B. der Kassenärztlichen Vereinigung)
5. Finanzierung der Lehrtätigkeit außerhalb des DRG-Systems
6. Arbeitszeitgesetz für Weiterbildungsassistenten durchsetzen
7. Studienplätze der Humanmedizin erhöhen
8. Abbau von Bürokratie im Gesundheitswesen

Zusätzlich sollte auf europäischer Ebene eine verpflichtende Vereinheitlichung der Weiterbildung festgelegt werden, um die Freizügigkeit der Ärzte innerhalb Europas bei zumindest gleichbleibender Qualität zu vereinfachen. Eine staatliche Vergabe der Weiterbildungsplätze, wie in anderen Ländern üblich, wird gegenwärtig aufgrund des nahezu alle Facharztqualifikationen betreffenden Fachkräftemangels, als nicht notwendig erachtet, jedoch sollten auch hier weitere Anreizsysteme aufgebaut werden, um weniger attraktive Weiterbildungen oder den Einsatz in unterversorgten Regionen zu fördern.

Eine Betrachtung der ermächtigten und strukturgebenden Instanzen ist jedoch nicht weitreichend genug. Lernende haben einen nicht zu unterschätzenden Einfluss auf ihr Lernergebnis und den anschließenden Transfer ins Berufsleben.

Folgende Verhaltensänderungen sollten Assistenzärzte erwägen:

1. Strukturierte Auswahl eines Arbeitgebers mit Weiterbildungsermächtigung.
2. Weiterbildungsvertrag mit Anlagen (Curriculum, Rotationsplan etc.) verlangen
3. Regelmäßige Einforderung von Weiterbildungsveranstaltungen und allen

4. Inhalten mit Mindestanzahlen gem. Logbuch
5. Regelmäßiger Kontakt zur Ärztekammer
6. Beteiligung an freiwilligen Umfragen der Berufsverbände

Außenstehende Lerndienstleister sollten zusammen mit den Ärztekammern eine zertifizierte Fortbildung anbieten. Aufgrund der hohen Arbeitsbelastung der Chefärzte könnten hier Fernhochschulen mit ihren Zertifikatskursen oder Masterstudiengängen eine wichtige Rolle einnehmen.

7.2 Rahmenbedingungen, offene Fragen und Ausblick

Die umfassende Bearbeitung der Thematik war neben einer überschaubaren Verfügbarkeit von aktueller Literatur und Studien besonders von fehlenden Datensätzen oder Zugangsbeschränkungen behindert. Besonders auffällig war das Fehlen von Monografien im Fachgebiet Medizinpädagogik sowie zum Schwerpunkt Ärztliche Weiterbildung. Ebenfalls hinderlich war die fehlende Verfügbarkeit von kostenpflichtigen DIN/EN/ISO Normen für Fernstudierende. Aktuelle Literatur aus dem Fachgebiet Medizinrecht, besonders das Münchener Anwaltshandbuch für Medizinrecht in der Ausgabe 2020, konnte im Zeitraum der Thesis nicht über die Fernleihe der Universitätsbibliotheken beschafft werden, da anscheinend Interessenten und Buchbestand in keinem angemessenen Verhältnis zueinander stehen. Ebenso waren nicht alle und in Summe teilweise erheblich kostenintensive Qualitätsmanagementsysteme über die Universitätsbibliotheken einsehbar. Hier ist explizit das KTQ-Manual / Katalog für den Bereich Praxen und MVZ, Version 3.0, zu nennen. Fehlende Literaturverfügbarkeit sollte zur Förderung des wissenschaftlichen Arbeitens zumindest durch die Universitätsbibliotheken behoben werden.

Zugangsbeschränkt und teilweise nicht erhoben waren des Weiteren die sogenannten Sozialdaten der KVSH (siehe Anlage 1). Somit konnte das Durchschnittsalter von Ärzten zum Zeitpunkt der Niederlassung nicht ermittelt werden. Fehlende Registrierungen der Weiterbildungsassistenten ermöglichen keine konkrete Bezifferung der gegenwärtig in Weiterbildung befindlichen Ärzte.

Das Durchschnittsalter zum Zeitpunkt der Facharztprüfung wird gegenwärtig in Schleswig-Holstein nicht erhoben. Ebenso wirkten Bedenken aufgrund der aktuellen Datenschutzgrundverordnung (DSGVO) hinderlich.

Da die Thesis als Literaturrecherche angemeldet war, konnten nachträglich keine Primärdatenerhebung durchgeführt und in die Thesis integriert werden. Eine qualitative Analyse der Weiterbildungscurricula und -prozesse sowie eine Erhebung der fehlenden Daten, könnte somit in späteren Ausarbeitungen (inkl. Längsschnittstudien) erfolgen. Ebenso sollten Längsschnittstudien die Prozesse näher betrachten.

Literaturverzeichnis

Ärzteverlag (o.J.). Verbindung von Tradition und Innovation. Köln: Deutscher Ärzteverlag GmbH. https://www.aerzteverlag.de/unternehmensgruppe/unternehmensprofil/. Abrufdatum: 03.03.2020

AEZQ – Ärztliche Zentrum für Qualität in der Medizin (2020). Aufgaben und Ziele. Berlin: AEZQ. https://www.aezq.de/aezq/uber/aufgaben-und-ziele, Abrufdatum: 04.04.2020

ÄKSH – Ärztekammer Schleswig-Holstein (2019). Kurzprofil (inkl. Auszug der Ärztestatistik). https://www.aeksh.de/ueber-uns/kurzprofil. Bad Segeberg: ÄKSH

ÄKSH – Ärztekammer Schleswig-Holstein (2011). Neurologie Logbuch zur Dokumentation der Weiterbildung gemäß Weiterbildungsordnung vom 25. Mai 2011 Bad Segeberg: ÄKSH. https://www.aeksh.de/logbuecher-fuer-die-gebiete-facharzt-und-schwerpunktkompetenzen-abschnitt-b. Abrufdatum: 06.03.2020

ÄKSH – Ärztekammer Schleswig-Holstein (2008). Richtlinien über die Zulassung von Weiterbildungsstätten und über die Befugnis zur Weiterbildung in Gebieten, Facharztkompetenzen Schwerpunkten, Zusatz-Weiterbildungen gemäß §§ 32 – 44Heilberufekammergesetz vom 29.02.1996, zuletzt geändert durch Gesetz vom 11.12.2007, in Verbindung mit den §§ 5 – 7 der Weiterbildungsordnung der Ärztekammer Schleswig-Holstein vom 15. Juni 2005 und nach Beschlussfassung der Kammerversammlung vom 26. November 2008. Bad Segeberg: ÄKSH

ÄKSH – Ärztekammer Schleswig-Holstein (o.J./1). Merkblatt für Ärztinnen und Ärzte in Weiterbildung. Bad Segeberg: ÄKSH

ÄKSH – Ärztekammer Schleswig-Holstein (o.J./2). Merkblatt für Weiterbildungsbefugte. Informationen über die wichtigsten Verpflichtungen. Bad Segeberg: ÄKSH

ÄKSH – Ärztekammer Schleswig-Holstein (o.J./3). Merkblatt für Weiterbildungsbefugte. Informationen zur Beantragung. Bad Segeberg: ÄKSH

ÄKSH – Ärztekammer Schleswig-Holstein (o.J./4). Merkblatt für Weiterbildungsstätten. Informationen zur Beantragung. Bad Segeberg: ÄKSH

Literaturverzeichnis

Ansorg, J.; Siebolds, M.; Hennes, N; Betzler, M. (2018). Wie werden aus jungen Ärzten gute Ärzte? In: Allgemein- und Viszeralchirurgie up2date 2018. Stuttgart: Georg Thieme Verlag

AWMF (Arbeitsgemeinschaft der Wissenschaftlichen Medizinischen Fachgesellschaften) (o.J.). Aufgaben und Ziele. Berlin: AWMF

BÄK – Bundesärztekammer (2019). Pressemitteilung: Schleswig-Holstein: „Eine neue Weiterbildungskultur". Berlin: BÄK, https://www.bundesaerztekammer.de/ueber-uns/landesaerztekammern/aktuelle-pressemitteilungen/news-detail/schleswig-holstein-eine-neue-weiterbildungskultur/. Abrufdatum: 02.03.2020

BÄK – Bundesärztekammer (2018/1). Ärztestatistik zum 31. Dezember 2018 – Bundesgebiet gesamt. Berlin BÄK, https://www.bundesaerztekammer.de/fileadmin/user_upload/downloads/pdf-Ordner/Statistik2018/Stat18AbbTab.pdf. Abrufdatum: 04.04.2020

BÄK – Bundesärztekammer (2018/2). (Muster-)Weiterbildungsordnung 2018. Berlin: BÄK

BÄK – Bundesärztekammer (2014/1). Texte und Materialien zur Fortbildung und Weiterbildung. Leitfaden. Ärztliches Peer Review. Berlin: BÄK

BÄK – Bundesärztekammer (2014/2). Satzung der Bundesärztekammer, Arbeitsgemeinschaft der Deutschen Ärztekammern (in der vom 117. Deutschen Ärztetag 2014 beschlossenen Fassung). Berlin: BÄK

BÄK – Bundesärztekammer (2011). (Muster-)Richtlinien über den Inhalt der Weiterbildung (MWBO 2003) in der Fassung vom 18.02.2011. Berlin: BÄK

BÄK – Bundesärztekammer (2009). Qualitätssicherung durch Ärztekammern. Qualitätsbericht von Bundesärztekammer und Landesärztekammern. 2. Ausgabe 2008/09. Köln: Deutscher Ärzte-Verlag GmbH

BÄK – Bundesärztekammer (2005). Beschlussprotokoll des 108. Deutschen Ärztetages vom 3. - 6. Mai 2005 in Berlin. Berlin: BÄK

BÄK – Bundesärztekammer (2001). Beschlussprotokoll des 104. Deutschen Ärztetages vom 22. - 25. Mai 2001 in Ludwigshafen. Berlin: BÄK

Literaturverzeichnis

BÄK – Bundesärztekammer (o.J./1). Qualitätssicherung durch die Landesärztekammern. Berlin: BÄK, https://www.bundesaerztekammer.de/aerzte/qualitaetssicherung/qs-in-verschiedenen-bereichen/qualitaetssicherung-durch-landesaerztekammern/. Abrufdatum: 20.11.2019

BÄK – Bundesärztekammer (o.J./2). Evaluation der Weiterbildung in Deutschland. Berlin: BÄK. https://www.bundesaerztekammer.de/aerzte/aus-weiter-fortbildung/weiterbildung/evaluation-der-weiterbildung/. Abrufdatum: 31.03.2020

BÄK – Bundesärztekammer; KBV – Kassenärztliche Bundesvereinigung (2017). Physician Assistant – Ein neuer Beruf im deutschen Gesundheitswesen. Berlin: BÄK, KBV. https://www.bundesaerztekammer.de/fileadmin/user_upload/downloads/pdf-Ordner/Fachberufe/Physician_Assistant.pdf#page=6&zoom=100,90,718. Abrufdatum: 06.03.2020

Baum, S. (2013). Effizienter und mitarbeitergerechter Personaleinsatz in einer Uniklinik. In: Dilcher, B; Hammerschlag, L. (2013). Klinikalltag und Arbeitszufriedenheit Die Verbindung von Prozessoptimierung und strategischem Personalmanagement im Krankenhaus 2. Auflage. Wiesbaden: Springer Verlag

BDI – Berufsverband Deutscher Internisten (2019). Offener Brief „Gesundheitsgefährdung von Ärztinnen und Ärzten in deutschen Kliniken". Wiesbaden: BDI

Beyerle, B. (2004). Rechtsfragen medizinischer Qualitätskontrolle - eine rechtsdogmatische und rechtsvergleichende Untersuchung zu Haftung, Datenschutz, Sektionen und prozessualer Verwertbarkeit. Heidelberg: C.F. Müller Verlag

BIBB - Bundesinstitut für Berufsbildung (2014). Empfehlung des Hauptausschusses des Bundesinstituts für Berufsbildung vom 12. März 2014 für Eckpunkte zur Struktur und Qualitätssicherung der beruflichen Fortbildung nach Berufsbildungsgesetz (BBiG) und Handwerksordnung (HwO). In: BAnz AT 07.04.2014 S1. Bonn: BIBB

Blum, K.; Löffert, S.; Offermanns, M.; Steffen, P. (2019). Krankenhaus Barometer. Umfrage 2019 der Deutschen Krankenhausgesellschaft. Düsseldorf: DKI – Deutsches Krankenhauinstitut

BMBF – Bundesministerium für Bildung und Forschung (2019). Qualitätsanforderungen. Bonn: BMBF. https://www.bildungspraemie.info/de/qualitaetsanforderungen-31.php. Abrufdatum: 10.11.2019

BMBF – Bundesministerium für Bildung und Forschung (2014). Bestandsaufnahme der Ausbildung in den Gesundheitsfachberufen im europäischen Vergleich. Band 15 der Reihe Berufsbildungsforschung. Bonn: BMBF

BMJV – Bundesministerium der Justiz und für Verbraucherschutz (2016). Bundesinstitut für Berufsbildung. Empfehlung des Hauptausschusses des Bundesinstituts für Berufsbildung vom 16. Dezember 2015 zur Eignung der Ausbildungsstätten. Veröffentlicht am Montag, 25. Januar 2016. In: BAnz AT 25.01.2016 S2. Berlin: BMJV

BMJV - Bundesministerium der Justiz und für Verbraucherschutz (2014). Bundesinstitut für Berufsbildung. Empfehlung des Hauptausschusses des Bundesinstituts für Berufsbildung vom 12. März 2014 für Eckpunkte zur Struktur und Qualitätssicherung der beruflichen Fortbildung nach Berufsbildungsgesetz (BBiG) und Handwerksordnung (HwO). In: Bundesanzeiger AT. Berlin: BMJV

Borowiec, T., Mettin, G., Zöller, M. (2018). Checkliste Qualität beruflicher Weiterbildung. Bonn: BIBB - Bundesinstitut für Berufsbildung

Bräuer, M.; Voigt, A.; Hartmann, P. (2016). Verbesserung der Weiterbildung zum Facharzt durch ein Logbuch-unterstütztes Rotationssystem unter Supervision fachärztlicher Mentoren. In: Geburtshilfe und Frauenheilkunde Ausgabe 10/2016, Stuttgart: Thieme Verlag

Brüggemann, H., Bremer, P. (2020). Grundlagen Qualitätsmanagement. Von den Werkzeugen über Methoden zum TQM. 3. Auflage. Wiesbaden: Springer Verlag

Bruhn, M. (1998). Wirtschaftlichkeit des Qualitätsmanagements: Qualitätscontrolling für Dienstleistungen. Heidelberg: Springer Verlag

BTK – Bundestierärztekammer (2018). Musterberufsordnung. Berlin: BTK

BTK - Bundestierärztekammer (2015). Muster-Weiterbildungsordnung. Berlin: BTK

Buchberger, P. (2016). Maßnahmen zur Steigerung der Kundenzufriedenheit. Managementansätze zur Prozessoptimierung. Wiesbaden: Springer Verlag

Bühren, A. (2010). Ärztinnen und Ärzte im Gleichgewicht – Beruf, Familie, Freizeit, Gesundheit. In: Schwartz, F.; Angerer, P. (2010). Report Versorgungsforschung. Arbeitsbedingungen und Befinden von Ärztinnen und Ärzten: Befunde und Interventionen. Köln: Deutscher Ärzte-Verlag

Buxel, H. (2012). Studienbericht. Arbeitsplatzbedingungen und -zufriedenheit von Ärztinnen und Ärzten im Krankenhaus. Ergebnisse von empirischen Untersuchungen. Münster: Fachhochschule Münster

Cassens, M. (2014). Einführung in die Gesundheitspädagogik. Opladen: Budrich Verlag

Dahlgaard, K.; Stratmeyer, P. (2014). Fallsteuerung im Krankenhaus: Effizienz durch Case Management und Prozessmanagement. Stuttgart: Kohlhammer Verlag

DAI - Deutsches Anwaltsinstitut (2019). Informationen zur Fachanwaltschaft. Bochum: DAI. https://www.anwaltsinstitut.de/veranstaltungen/infomaterial.html?file=files/dai/download/pdf/Downloads_AGB/Brosch%C3%BCre_Fachanwaltschaft_2019_2507.pdf. Abrufdatum: 23.03.2020

DEGAM – Deutsche Gesellschaft für Allgemeinmedizin und Familienmedizin (2015). Kompetenzbasiertes Curriculum Allgemeinmedizin. Berlin: DEGAM

DEGAM - Deutsche Gesellschaft für Allgemeinmedizin und Familienmedizin (o.J.). Kriterienkatalog für die Weiterbildungsbefugnis für die Facharztausbildung Allgemeinmedizin. Berlin: DEGAM

DESTATIS - Statistisches Bundesamt (2019). Fachserie 11 Reihe 4.1, Bildung und Kultur Studierende an Hochschulen, Wintersemester 2018/2019. Wiesbaden: DESTATIS

DGAUM – Deutsche Gesellschaft für Arbeitsmedizin und Umweltmedizin (o.J.). Lernzielkatalog Arbeitsmedizin. München: DGAUM. https://www.dgaum.de/fileadmin/pdf/Karriere/Lernzielkatalog_Arbeitsmedizin_inkl._Tabelle_5-7.pdf. Abrufdatum: 07.03.2020

DGKN - Deutsche Gesellschaft für Klinische Neurophysiologie und funktionelle Bildgebung (2014). Empfehlungen für EEG-Langzeitableitungen. Darmstadt: DGKN

Literaturverzeichnis

https://dgkn.de/fileadmin/user_upload/pdfs/Richtlinien/EEG/RL8_EEG_Empfehlung_fuer_EEG-Langzeitableitungen.pdf. Abrufdatum: 06.03.2020

Diel, F.; Gibis, B.; Heizmann, G.; Klein, P.; Mecklenburg, T.; Schmitt, U.; Stolz-Wagner, S.; Thoma, E. (2011). QEP Qualitätsziel-Katalog. Für Praxen. Für Kooperationen. Für MVZ. Version 2010. Köln: Deutscher Ärzteverlag

DIN – Deutsches Institut für Normung e.V. (2019). Die integrierte Anwendung von Managementsystemnormen. Deutsche Übersetzung des englischsprachigen ISO-Handbuchs "The Integrated Use of Management System Standards (IUMSS)". 2., vollständig überarbeitete und erweiterte Auflage. Berlin: Beuth Verlag

DIN 55350-11:2008, Begriffe zum Qualitätsmanagement - Teil 11: Ergänzung zu DIN EN ISO 9000:2005. Berlin: Beuth Verlag

DIN 66001:1983-12. Informationsverarbeitung; Sinnbilder und ihre Anwendung. Berlin: Beuth Verlag

DIN EN 15224:2016, Qualitätsmanagementsysteme - EN ISO 9001:2015 für die Gesundheitsversorgung; Deutsche Fassung EN 15224:2016. Berlin: Beuth Verlag

DIN EN ISO 9001:2015, Qualitätsmanagementsysteme - Anforderungen (ISO 9001:2015). Berlin: Beuth Verlag

DIN EN ISO 19011:2018, Leitfaden zur Auditierung von Managementsystemen (ISO 19011:2018); Deutsche und Englische Fassung EN ISO 19011:2018, Berlin: Beuth Verlag

DIN ISO 29990:2010, Lerndienstleistungen für die Aus- und Weiterbildung - Grundlegende Anforderungen an Dienstleister (ISO 29990:2010), Berlin: Beuth Verlag

DIP – Deutsches Institut für Pflegeforschung (2003), Qualität durch Evaluation: Entwicklung und Darlegung der Pflegestudiengänge der Katholischen Fachhochschule Nordrhein-Westfalen. Hannover: Schlütersche Verlagsgesellschaft

DKG – Deutsche Krankenhausgesellschaft (2020). Pressemitteilung. DKG zur Arbeitsbelastung von Krankenhausärzten. Bürokratie gefährdet Versorgung. Berlin: DKG

DKG – Deutsche Krankenhausgesellschaft (2018). DKG-Empfehlung zur pflegerischen Weiterbildung in den Fachgebieten Pflege in der Endoskopie, Intensiv- und Anästhesiepflege, Pflege in der Nephrologie, Pflege in der Onkologie, Pflege im Operationsdienst, Pädiatrische Intensiv- und Anästhesiepflege, Pflege in der Psychiatrie, Psychosomatik und Psychotherapie vom 29.09.2015, geändert am 17.09.2018. Berlin: DKG

Douillet, J. (2017). Die Lernerorientierte Qualitätsentwicklung in der Weiterbildung (LQW): Wie organisationales Lernen zur Subjektorientierung breitragen kann. In: Görtler, M.; Bauer, S.; Ellner, H.; Oeder, K.; Scheffel, M. (2017). Subjektorientierung Lehren und Lernen. Norderstedt: BoD - Books on Demand

Eichhorst, S. (2013). Internationale Trends im Krankenhausmanagement. In: Dilcher, B; Hammerschlag, L. (2013). Klinikalltag und Arbeitszufriedenheit Die Verbindung von Prozessoptimierung und strategischem Personalmanagement im Krankenhaus 2. Auflage. Wiesbaden: Springer Verlag

Ertl-Schmuck, R. (2018). Medizinpädagogik – ein diffuser und obsoleter Begriff im Wandel der Zeit. In: Ohlbrecht, H.; Seltrecht, A. (2018). Medizinische Soziologie trifft Medizinische Pädagogik. Wiesbaden: Springer Verlag

Ertl-Wagner, B.; Steinbrucker, S.; Wagner, B. (2013). Qualitätsmanagement und Zertifizierung, 2. Auflage. Berlin: Springer Verlag

Fabry, G. (2012). Didaktik der Medizin. In: Krukemeyer, M. (2012). Aus- und Weiterbildung in der klinischen Medizin. Didaktik und Ausbildungskonzepte. Stuttgart: Schattauer GmbH

Faulstich, P.; Gnahs, D.; Sauter, E. (2003). Qualitätsmanagement in der beruflichen Weiterbildung: ein Gestaltungsvorschlag. Berlin, Hamburg, Hannover: Faulstrich, Gnahs, Sauter

Fischer, W. (2013). Universitätsmedizin und DRGs. Eine Recherche in Österreich, Großbritannien, den Niederlanden und den USA. Wolfertswil: ZIM – Zentrum für Informatik und wirtschaftliche Medizin

Literaturverzeichnis

Flum, E.; Steinhäuser, J., Marquard, S., Magez, J.; Bechte, U., Bruni, C.; Burtscher, K., Chenot, J.; Freitag, M., Fuchs, S., Roos, M., Schnabel, O.; Schneider, D., Sommer, S., Weltermann, B., Szecsenyi, J. (2017). Akkreditierung von Weiterbildungsverbünden: Entwicklung von Qualitätsindikatoren für die DEGAM-Verbundweiterbildung[plus.] In: ZFA Zeitschrift für Allgemeinmedizin, Ausgabe 3/2017. Köln: Deutscher Ärzteverlag

Friedrich, F. (2012). Prozessoptimierung im Personalwesen 2.0. München: AVM

Frodl, A. (2016). Praxisführung für Ärzte. Kosten senken, Effizienz steigern. 2. Auflage. Wiesbaden: Springer Verlag

G-BA – Gemeinsamer Bundesausschuss (2018). Entscheidungen zum Nutzen für Patienten und Versicherte. 5. Überarbeitete Auflage. Berlin: G-BA

G-BA - Gemeinsamer Bundesausschuss (2015). Richtlinie Qualitätsmanagement-Richtlinie/QM-RL, des Gemeinsamen Bundesausschusses über grundsätzliche Anforderungen an ein einrichtungsinternes Qualitätsmanagement für Vertragsärztinnen und Vertragsärzte, Vertragspsychotherapeutinnen und Vertragspsychotherapeuten, medizinische Versorgungszentren, Vertragszahnärztinnen und Vertragszahnärzte sowie zugelassene Krankenhäuser (Qualitätsmanagement-Richtlinie/QM-RL) in der Fassung vom 17. Dezember 2015. Berlin: G-BA

Geraedts, M. (2019). Qualität trotz oder wegen der DRG?. In: Dieterich, A.; Braun, B.; Gerlinger, T.; Simon, M. (2019). Geld im Krankenhaus. Eine kritische Bestandsaufnahme des DRG-Systems. Wiesbaden: Springer Verlag

Gerlinger, T.; Noweski, M. (2012). Dossier Gesundheitspolitik, Allgemeine Charakteristika. Bonn: BPB. https://www.bpb.de/politik/innenpolitik/gesundheitspolitik/72724/allgemeine-charakteristika. Abrufdatum: 26.03.2020

Gliebe, W. (2018). Lean Management. In: Sendlhofer, G.; Eder, H.; Brunner, G. (2018). Qualitäts- und Risikomanagement im Gesundheitswesen. Der Schnelle Einstieg. München: Carl Hanser Verlag

Götz, K.; Szecsenyi, J.; Broge, B.; Willms, S. (2011). Welche Wirkung hat Qualitätsmanagement in Arztpraxen?. Ergebnisse aus Entwicklung und Evaluation des Europäischen Praxisassessments (EPA). Göttingen: AQUA-Institut GmbH

Griese, C.; Marburger, H. (2011). Bildungsmanagement. Ein Lehrbuch. München: Oldenbourg Wissenschaftsverlag

Guellali, C. (2017). Qualitätssicherung der betrieblichen Ausbildung im dualen System in Deutschland. Ein Überblick für Praktiker/-innen und Berufsbildungsfachleute. Bonn: BIBB

Guttenberg, A. (2017). Medizin ohne Hirn und ohne Herz, dafür Technik und Kommerz!?: Wie krank ist unser Gesundheitswesen? Berlin: Lehmans Media GmbH

Häring, K. (2003). Evaluation der Weiterbildung von Führungskräften: Anspruch und Realität des Effektivitätscontrolling in deutschen Unternehmen. Wiesbaden: Springer Verlag.

Hartmannbund (2019). Die große Assistenzarztumfrage 2018/2019. Zwischen Arbeitszeit, Fehlermanagement und Digitalisierung. Wie gut können Sie gute Ärzte werden?. Berlin: Hartmannbund

Hartmannbund (2013). Satzung des Hartmannbundes – Verband der Ärzte Deutschlands e.V. Beschluss der Hauptversammlung am 25./26.10.2013. Berlin: Hartmannbund

Hasebrook, J.; Hinkelmann, J.; Hahnenkamp, K. (2018). Transfer zwischen Ländern und Systemen. In: Hasebrook, J.; Zinn, B.; Schletz, A. (2018). Lebensphasen und Kompetenzmanagement: Ein Berufsleben lang Kompetenzen erhalten und entwickeln. Wiesbaden: Springer Verlag

Heil, A.; Schwandt, M.; Schöffski, O. (2009). Darstellung ärztlicher Weiterbildungskosten im Krankenhaus. Norderstedt: Books on Demand

Hellmann, W.; Meyer, F.; Ohm, G.; Schäfer, J. (2020). Karriereplanung für Mediziner: Der Weg in Führungspositionen ist weit, aber er lohnt sich. Stuttgart: Kohlhammer Verlag

Hensen, P. (2019). Qualitätsmanagement im Gesundheitswesen. Grundlagen für Studium und Praxis. 2. Auflage. Wiesbaden: Springer Verlag

Hermanns, P. (2019). EBM 2019 Kommentar: Mit Punktangaben, Eurobeträgen, Ausschlüssen, GOÄ Hinweisen.9., vollständig aktualisierte und überarbeitete Auflage. Berlin: Springer Verlag

Hinkelmann, J.; Volkert, T.; Hecke, J.; Singer, M. (2018). Die junge Ärztegeneration im Krankenhaus: Kompetenzbasierte Karrierepfade im Universitätsklinikum. In: Hasebrook, J.; Zinn, B.; Schletz, A. (2018). Lebensphasen und Kompetenzmanagement. Ein Berufsleben lang Kompetenzen erhalten und Entwickeln. Berlin: Springer Verlag

Hölbling, G. (2007). Handlungsleitfaden für Bildungsberater: Qualitätssicherung betrieblicher Weiterbildung. Bielefeld: W. Bertelsmann Verlag

Hölbling, G.; Stößel, D.; Bohlander, H. (2010). Bildungscontrolling: Erfolg messbar machen. Bielefeld: W. Bertelsmann Verlag

Hofer, A. (2018). Prozessmanagement. In: Sendlhofer, G.; Eder, H.; Brunner, G. (2018). Qualitäts- und Risikomanagement im Gesundheitswesen. Der Schnelle Einstieg. München: Carl Hanser Verlag

Hoffmann, E (2018). Personalentwicklung und Controlling. Strategien für den Mittelstand. Wiesbaden: Springer Verlag

Hofmeister, D.; Rothe, K.; Alfermann, D.; Brähler, E. (2010). Erwerbsverläufe von Frauen und Männern in der Medizin. In: Schwartz, F.; Angerer, P. (2010). Report Versorgungsforschung. Arbeitsbedingungen und Befinden von Ärztinnen und Ärzten: Befunde und Interventionen. Köln: Deutscher Ärzte-Verlag

IQME – Institut für Qualitätsmessung und Evaluation GmbH (2019). Ergebnisbericht der Mitgliederbefragung, Gesamtauswertung, MB-Monitor 2019. Landau: IQME

IQME – Institut für Qualitätsmessung und Evaluation GmbH (2017). Ergebnisbericht der Mitgliederbefragung, Gesamtauswertung, MB-Monitor 2017. Landau: IQME

IQTiG - Institut für Qualitätssicherung und Transparenz im Gesundheitswesen (o.J.). Das IQTiG. Berlin: IQTIG https://iqtig.org/das-iqtig/. Abrufdatum: 04.03.2020

ISO – International Organization for Standardization (2018). Transitioning from ISO 29990. Goodbye ISO 29990, hello opportunities. Genf: ISO

Jochem, R.; Geers, D.; Raßfeld, C. (2019). Was versteht man unter Wirtschaftlichkeit von Qualität. In: Jochem, R. (2019) Was kostet Qualität? Wirtschaftlichkeit von Qualität ermitteln. 2., überarbeitete und erweiterte Auflage. München: Carl Hanser Verlag

Jochem, R.; Raßfeld, C. (2019). Wie erfolgt das Qualitätscontrolling?. In: Jochem, R. (2019). Was kostet Qualität? Wirtschaftlichkeit von Qualität ermitteln. 2., überarbeitete und erweiterte Auflage. München: Carl Hanser Verlag

KBV – Kassenärztliche Bundesvereinigung (2019/1). Weiterbildungsförderung gemäß § 75A SGB V. Evaluationsbericht 2018. Bonn: Gemeinsame Einrichtung der Kompetenzzentren Weiterbildung beim DLR Projektträger, Fachbereich Gesundheit

KBV – Kassenärztliche Bundesvereinigung (2019/2). Qualitätsbericht 2019 (Berichtsjahr 2018). Berlin: KBV

KBV – Kassenärztliche Bundesvereinigung (2019/3). Erläuterungen zu den statistischen Informationen aus dem Bundesarztregister. Berlin: KBV

KBV – Kassenärztliche Bundesvereinigung (2015). Qualitätsmanagement in der Praxis. Informationen, Checklisten & Tipps mit QEP. Berlin: KBV. https://www.kbv.de/media/sp/PraxisWissen_Qualitaetsmanagement.pdf. Abrufdatum: 21.03.2020

KBV – Kassenärztliche Bundesvereinigung (2014). Zentrale Mitarbeiterfortbildung der Kassenärztlichen Bundesvereinigung. Die Teilnahme an der vertragsärztlichen Versorgung. Berlin: KBV

Kirschner, G.; Rottkemper, M.; Binsch, H. (2007). Perspektive Assistenzarzt. Sicher entscheiden bei Stellensuche, Weiterbildung und Finanzen. 2. Überarbeitete und erweiterte Auflage. Köln: Deutscher Ärzte-Verlag

Kirste, S. (2017). Theorie der Körperschaft des öffentlichen Rechts. Verwaltungshistorische, organisationstheoretische und verwaltungs-organisationsrechtliche Aspekte. Heidelberg: heiBooks/Universitätsbibliothek Heidelberg

Klech, H. (2013). Wer professionalisiert die ‚Professionals' - Qualitätskriterien der postpromotionalen Fort- und Weiterbildung. In: Kray, Koch und Sawicki (2013), Qualität in der Medizin dynamisch denken: Versorgung - Forschung – Markt. Wiesbaden: Spinger Verlag

Klein, S.; Schwinger, A. (2014). Patientensicherheit und Personal. In: Klauber, J.; Geraedts, M.; Friedrich, J.; Wasem, J. (2014). Krankenhausreport 2014. Schwerpunkt: Patientensicherheit. Stuttgart: Schattauer GmbH

Knopp, E.; Knopp, J. (2016). Qualitätsmanagement in der Arztpraxis. Leitfaden für ein schlankes QM-Handbuch – auch geeignet für DIN EN 15224 (ISO 9001) und QEP. 2., aktualisierte und erweiterte Auflage. Stuttgart: Thieme Verlag

Kollewe, T.; Sennekamp, M.; Ochsendorf, F. (2018). Medizindidaktik. Erfolgreich lehren und Wissen vermitteln. Berlin: Springer Verlag

Krämer, N. (2009). Strategisches Kostenmanagement im Krankenhaus. Anwendung unter besonderer Berücksichtigung von DRG-Fallpauschalen. Hamburg: Verlag Dr. Kovač

Kretzmann, W. (2019). Geschäftsprozessmanagement am Beispiel eines Medizinischen Versorgungszentrums. In: Hellmann, W.; Hoefert, H.; Wichelhaus, D. (2010). Ärztliche Karriere im Krankenhaus – Ein Leitfaden für die Übernahme von Führungsaufgaben. Heidelberg: medhochzwei Verlag

Krüger, M.; Ansorg, J. (2017). Die Chirurgie braucht ein strukturiertes Weiterbildungs-programm!. In: Bündnis für Qualität in der Facharztweiterbildung (BQFW). Vom jungen Arzt zum guten Facharzt. Heidelberg: Springer Verlag

Krüger, M.; Seifert, J. (2016). Chirurgische Weiterbildung in Deutschland. In: Passion Chirurgie 03/2016. Berlin: BDC. https://www.bdc.de/chirurgische-weiterbildung-in-deutschland/. Abrufdatum: 31.03.2020

Kugelstadt, A. (2014). Berufseinstieg Arzt: Perfekt durchstarten. Stuttgart: Schattauer Verlag

Krukemeyer, M. (2012). Aus- und Weiterbildung in der klinischen Medizin. Didaktik und Ausbildungskonzepte. Stuttgart: Schattauer GmbH

Krukemeyer, M.; Möllenhoff, G. (2012). Medizinstudium und Chirurgische Weiterbildung. In: Krukemeyer, M. (2012), Aus- und Weiterbildung in der klinischen Medizin. Didaktik und Ausbildungskonzepte. Stuttgart: Schattauer GmbH

KTQ - Kooperation für Transparenz und Qualität im Gesundheitswesen (2015). KTQ-Manual / KTQ-Katalog Krankenhaus. Version 2015, 3., vollständig überarbeitete Auflage. Stuttgart: W. Kohlhammer GmbH

KVSH – Kassenärztliche Vereinigung Schleswig-Holstein (2018). Niederlassungslogbuch. Bad Segeberg: KVSH

KVSH – Kassenärztliche Vereinigung Schleswig-Holstein (2017/1). Qualitätsbericht 2017 - Jederzeit gut versorgt in Schleswig-Holstein. Bad Segeberg: KVSH

KVSH – Kassenärztliche Vereinigung Schleswig-Holstein (2017/2). Satzung der Kassenärztlichen Vereinigung Schleswig-Holstein. Bad Segeberg: KVSH

KVSH – Kassenärztliche Vereinigung Schleswig-Holstein (2014). Versorgungsbericht 2014. Ambulante Versorgung hat viele Gesichter. Bad Segeberg: KVSH

Löffler, K.; Goldgruber, J.; Hartinger, G. (2018). Auf dem Weg zum Kompetenzzentrum für Altersmedizin und Pflege: Qualitätsmanagement und lebensphasenorientiertes Human Resource Management als wesentliche Unterstützungsfaktoren. In: Hasebrook, J.; Zinn, B.; Schletz, A. (2018). Lebensphasen und Kompetenzmanagement. Ein Berufsleben lang Kompetenzen erhalten und Entwickeln. Berlin: Springer Verlag

Lüthy, A. (2013). Mitarbeiterorientierte Personalpolitik. Wie Krankenhäuser attraktive Arbeitgeber werden können. In: Debatin, J.; Ekkernkamp, A.; Schulte, B.; Tecklenburg, A. (2013). Krankenhausmanagement. Strategien, Konzepte, Methoden. 2., aktualisierte und erweiterte Auflage. Berlin: MWV Medizinisch Wissenschaftliche Verlagsgesellschaft

Lux, V. (2019). Allgemeine und fachspezifische Anforderungen an das Pflegepersonal In: Oubaid, V. (2019). Risikofaktor Mensch. Berlin: MWV – Medizinisch Wissenschaftliche Verlagsgesellschaft

Mansky, T. (2000). Grundlagen der fallorientierten Leistungsbewertung im Krankenhausvergleich und im Entgeltsystem: Bewertungsmodule des DRG-Systems am Beispiel der Medicare-Versicherung. In: Sieben, G.; Litsch, M. (2000). Krankenhausbetriebsvergleich. Ein Instrument auf dem Weg zu leistungsorientierten Preisen im Krankenhausmarkt. Berlin: Springer Verlag

Marburger Bund (2020). Monitor 2019. Zusammenfassung der Ergebnisse. Berlin: Marburger Bund

Marburger Bund (2019). Tarifvertrag für Ärztinnen und Ärzte an kommunalen Krankenhäusern im Bereich der Vereinigung der kommunalen Arbeitgeberverbände (TV-Ärzte/VKA). o.A.: Marburger Bund, Vereinigung der kommunalen Arbeitgeberverbände

Marburger Bund (2017/1). Monitor 2017 - Zusammenfassung der Ergebnisse. Berlin: Marburger Bund

Marburger Bund (2017/2). Standard-Anstellungsvertrag für sich im ambulanten Bereich weiterbildende Ärzte. Berlin: Marburger Bund Bundesverband. https://www.marburger-bund.de/sites/default/files/files/2019-06/2017-02-02-standard-av-fuer-sich-im-amb-bereich-weiterbild-aerzte-final_0.pdf. Abrufdatum: 22.02.2020

Marburger Bund (2017/3). Satzung Marburger Bund Verband der angestellten und beamteten Ärztinnen und Ärzte Deutschlands e. V. Bundesverband Fassung vom 03.11.2017. Berlin: Marburger Bund

Marburger Bund (2016). Weiterbildung Frühzeitig planen, konsequent umsetzen, erfolgreich abschließen. Berlin: Marburger Bund

Marburger Bund (2010). Tarifvertrag für Ärzte in der Damp Gruppe (TV-Ärzte Damp) vom 20. November 2007 in der Fassung des Änderungstarifvertrages Nr. 1 vom 15. Juli 2010. Berlin, Damp: Marburger Bund, Damp Holding AG

Marburger Bund NRW/RLP (o.J.). MB-Gütesiegel "Gute Weiterbildung". Köln: Marburger Bund Landesverband NRW/RLP

Marckmann, G. (2019). Ethik als Führungsaufgabe: Perspektiven für einen ethisch vertretbaren Umgang mit dem zunehmenden Kostendruck in deutschen Krankenhäusern. In: Dieterich, A.; Braun, B.; Gerlinger, T.; Simon, M. (2019). Geld im Krankenhaus. Eine kritische Bestandsaufnahme des DGR-Systems. Heidelberg: Springer Verlag

Matusiewicz, D.; de Witte, B. (2019). Risikofaktor Mensch – ist die Maschine der bessere Arzt?. In: Oubaid, V. (2019). Risikofaktor Mensch. Berlin: MWV – Medizinisch Wissenschaftliche Verlagsgesellschaft

Müller, S.; Strunk, T.; Alken, P. (2012). Qualität und Objektivier-barkeit der Aus- und Weiterbildung in der Urologie. In: Der Urologe 8 · 2012. Heidelberg: Springer Verlag

Osiander, C.; Stephan, G. (2018). Gerade geringqualifizierte Beschäftigte sehen bei der beruflichen Weiterbildung viele Hürden. Nürnberg: IAB. https://www.iab-forum.de/gerade-geringqualifizierte-beschaeftigte-sehen-bei-der-beruflichen-weiterbildung-viele-huerden/. Abrufdatum: 20.03.2020

Pätzold, H.; Schmidt-Lauff, S.; von Felden, H. (2015). Transitionen in der Erwachsenenbildung: Gesellschaftliche, institutionelle und individuelle Übergänge. Berlin: Verlag Barbara Budrich

Pätzold, G. (2011). Ausbildungsordnung. In: Klaus-Peter Horn, Heidemarie Kemnitz, Winfried Marotzki, Uwe Sandfuchs (2011). Klinkhardt Lexikon Erziehungswissenschaft (KLE), Band 1. Bad Heilbrunn: Julius Klinkhardt

Paschen, U. (2013). Qualitätsmanagement in der Gesundheitsversorgung nach DIN EN 15224 und DIN EN ISO 9001. Berlin: Beuth Verlag

Pflegeberufekammer SH (2019). Jahresbericht 2018 / 2019. Neumünster: Pflegeberufekammer

Popp, S.; Garkisch, M. (2019). Hausarztgewinnung im ländlichen Raum: Zukunftsweisende Ideen aus einem Design Thinking-Workshop mit Medizinstudierenden. In: Zerth, J.; Schildmann, J.; Nass, E. (2019). Versorgung gestalten: Interdisziplinäre Perspektiven für eine personenbezogene Gesundheitsversorgung. Stuttgart: Kohlhammer Verlag

Prölß, J.; van Loo, M. (2017). Wahre Schönheit kommt von innen – Das Krankenhaus als attraktiver Arbeitgeber. In: Debatin, J.; Ekkernkamp, A.; Schulte, B.; Tecklenburg, A. (2017). Krankenhausmanagement. Strategien, Konzepte, Methoden. 3., vollständig aktualisierte und erweiterte Auflage. Berlin: MWV Medizinisch Wissenschaftliche Verlagsgesellschaft

RAKSH - Schleswig-Holsteinische Rechtsanwaltskammer (2020). Fachanwälte. Schleswig: RAKSH. https://www.rak-sh.de/fuer-anwaelte/fachanwaelte/. Abrufdatum: 23.03.2020

Raspe, M.; Koch, P.; Zilezinski, M.; Schulte, K.; Bitzinger, D.; Gaiser, U.;· Hammerschmidt, A.; Köhnlein, R.; Puppe, J.; Tress, F.; Uden, T.; Nienhaus, A. (2019). Arbeitsbedingungen und Gesundheitszustand junger Ärzte und professionell Pflegender in deutschen Krankenhäusern. In: Bundesgesundheitsblatt - Gesundheitsforschung – Gesundheitsschutz (2019). Heidelberg: Springer Verlag

Raspe, M.; Vogelsang, A.; Fendel, J.; Weiß, C.; Schulte, K.; Rolling, T. (2018). Arbeits- und Weiterbildungsbedingungen deutscher Assistenzärztinnen und -ärzte in internistischer Weiterbildung: eine zweite bundesweite Befragung durch die Nachwuchsgruppen von DGIM und BDI. In: Deutsche Medizinische Wochenschrift. Stuttgart: Thieme Verlag

Ratzel, R.; Lippert, H.; Prütting, J. (2018). Kommentar zur (Muster-)Berufsordnung für die in Deutschland tätigen Ärztinnen und Ärzte - MBO-Ä 1997, 7. Auflage 2018. Berlin: Springer Verlag.

Ratzel, R.; Lippert, H. (2006). Kommentar zur (Muster-)Berufsordnung der deutschen Ärzte (MBO). Berlin: Springer Verlag

Rau, T.; Heene, J.; Koitz, K.; Schmidt, M.; Schönfeld, P.; Wilske, A. (2014). Qualitätsmanagement in der Aus- und Weiterbildung, Leitfaden zur Umsetzung der DIN ISO 29990, 2., überarbeitete und erweiterte Auflage. Berlin: Beuth Verlag

Römer, F.; Ziegler, S.; Scherer, M.; van den Bussche, H. (2017). Die Berufsverlaufszufriedenheit von Assistenzärzten und -ärztinnen nach vierjähriger Weiterbildung. In: ZEFQ February 2017, Volume 120, Pages 47–53, https://zefq-journal.com/article/S1865-9217(16)30265-3/pdf. Amsterdam: Elsevier Verlag

Schemme, D.; Zimmermann, D. (2018). Wissenschaftliche Diskussionspapiere, Heft 189, Auswahlbibliografie, Qualität in der beruflichen Aus- und Weiterbildung. Bonn: BIBB - Bundesinstitut für Berufsbildung

Scherenberg, V.; Buchwald, P. (2016). Stressmanagement im Fernstudium. Praxisratgeber für nebenberuflich Aktive. Wiesbaden: Springer Verlag

Schmelzer, H.; Sesselmann, W. (2013). Geschäftsprozessmanagement in der Praxis Kunden zufrieden stellen. Produktivität steigern Wert erhöhen. 8. überarbeitete und erweiterte Auflage. München: Carl Hanser Verlag

Schmidt, A. (2018). Vom Einkauf zur Beschaffung. In: Schmidt R.; Schmidt A. (2018). Modernes Beschaffungsmanagement im Gesundheitswesen – Qualität, Patientensicherheit und Wirtschaftlichkeit. Heidelberg: medhochzwei Verlag

Schmidt, A.; Stegherr, V. (2018). Die Rolle der Einkaufsgemeinschaften und Beschaffungsverbände. In: Schmidt R.; Schmidt A. (2018). Modernes Beschaffungsmanagement im Gesundheitswesen – Qualität, Patientensicherheit und Wirtschaftlichkeit. Heidelberg: medhochzwei Verlag

Schmidt-Lauff, S.; von Felden, H. (2015). Transitionen in der Erwachsenenbildung: Übergänge im gesellschaftlichen Wandel, im Fokus von Forschung und aus Sichtpädagogischer Professionalität. In: Pätzold, H.; Schmidt-Lauff, S.; von Felden, H. (2015). Transitionen in der Erwachsenenbildung: Gesellschaftliche, institutionelle und individuelle Übergänge. Berlin: Verlag Barbara Budrich

Scholz, A. (2016/1). Die Lean-Methode im Krankenhaus. Die eigenen Reserven erkennen und heben. 2. Auflage. Wiesbaden: Springer Verlag

Scholz, H. (2016/2). Qualität für Bildungsdienstleistungen, Qualitätssicherung und -entwicklung nach DIN EN 9001, DIN ISO 29990, DVWO und AZAV, 3. überarbeitete und erweiterte Auflage. Berlin: Beuth Verlag

Schrappe, M. (2010/1). Terminologie, Verständnis und gesetzliche Grundlagen. In: Lauterbach, K.; Lüngen, M.; Schrappe, M. (2010). Gesundheitsökonomie, Management und Evidence-based Medicine. Handbuch für Praxis, Politik und Studium. 3 Auflage. Stuttgart: Schattauer GmbH

Schrappe, M. (2010/2). Qualitätsmanagement in Einrichtungen des Gesundheitswesens. In: Lauterbach, K.; Lüngen, M.; Schrappe, M. (2010). Gesundheitsökonomie, Management und Evidence-based Medicine. Handbuch für Praxis, Politik und Studium. 3 Auflage. Stuttgart: Schattauer GmbH

Schreiner-Hecheltjen, J. (2015). Qualitätsmanagement und Qualitätssicherung in der Medizin. Aus der Praxis für die Praxis. Münster: LIT Verlag

Schwalbach, L. (2015). Liefertreue und Lieferpünktlichkeit: Definieren, messen, analysieren und verbessern. Norderstedt: BoD – Books on Demand

Segeberger Kliniken (2011). Programm für die Weiterbildung zur Ärztin/zum Arzt für Anästhesiologie. Bad Segeberg: Segeberger Kliniken. https://www.segebergerkliniken.de/fuer-aerzte-fachpersonal/aerzte/fort-weiterbildung-fuer-aerzte.html?file=files/skg/content/karriere/weiterbildung/pdf/Weiterbildungsprogramm.pdf. Abrufdatum: 24.03.2020

Segeberger Kliniken (o.J.). Curriculum für die Basisweiterbildung Chirurgie. Bad Segeberg: Segeberger Kliniken. https://www.segebergerkliniken.de/fort-und-weiterbildung/aerztliche-weiterbildung.html?file=files/skg/content/aerzte-fachpersonal/pdf/Curriculum%20f%C3%BCr%20die%20Basisweiterbildung%20Chirurgie%20neu.pdf. Abrufdatum: 07.03.2020

Sendlhofer, G.; Eder, H.; Brunner, G. (2018). Qualitäts- und Risikomanagement im Gesundheitswesen. Der Schnelle Einstieg. München: Carl Hanser Verlag

Seufert, S. (2013). Bildungsmanagement. Einführung für Studium und Praxis. Stuttgart: Schäffer-Poeschel Verlag

Seyfarth-Metzger, I.; Liebich, B.; Volz. A. (2010). Qualitätsprojekte, Erfolgsfaktoren, methodische Vorgehensweisen, Werkzeuge. In: Lauterbach, K.; Lüngen, M.; Schrappe, M. (2010). Gesundheitsökonomie, Management und Evidence-based Medicine. Handbuch für Praxis, Politik und Studium. 3 Auflage. Stuttgart: Schattauer GmbH

Siebolds, M.; Ansorg, J.; Hennes, N.; Denkinger, M. (2017). Gute Facharztweiterbildung vor Ort praxisnah fördern. Das Mastertrainerkonzept zur strukturierten Facharztweiterbildung. In: BQFW - Bündnis für Qualität in der Facharztweiterbildung (2017). Vom jungen Arzt zum guten Facharzt. Heidelberg: Springer Verlag

Siebolds, M.; Craanen, M.; Webler, W. (2003). Qualität durch Evaluation: Entwicklung und Darlegung der Pflegestudiengänge der Katholischen Fachhochschule Nordrhein-Westfalen. Hannover: Schlütersche Verlagsgesellschaft

Stern, K. (1996). Ende eines Traumberufs?. Münster: Waxmann

Sternad, D.; Mödritscher, G. (2018). Qualitatives Wachstum Der Weg zu nachhaltigem Unternehmenserfolg. Wiesbaden: Springer Verlag

Stiftung für Qualität und Wirtschaftlichkeit im Gesundheitswesen, rechtsfähige Stiftung des bürgerlichen Rechts (o.J.). Medizin auf dem Prüfstand. Berlin: Stiftung für Qualität und Wirtschaftlichkeit im Gesundheitswesen, rechtsfähige Stiftung des bürgerlichen Rechts. www.iqwig.de. Abrufdatum: 30.10.2019

Stockmann, R. (2007). Handbuch zur Evaluation: Eine praktische Handlungsanleitung. Münster: Waxmann Verlag

Stoesser, K. (2019). Prozessoptimierung für produzierende Unternehmen, 2. Auflage. Wiesbaden: Springer Verlag

Stoesser, K. (2017). Prozessoptimierung für produzierende Unternehmen, 1. Auflage. Wiesbaden: Springer Verlag

Stordeur, S.; Léonard, C. (2010). Challenges in physician supply planning: the case of Belgium. In: Human Resources for Health 2010, 8:28. Berlin: Springer Medizin Verlag GmbH

Stotz, W.; Wedel-Klein, A. (2013). Employer Branding. Mit Strategie zum bevorzugtem Arbeitgeber. 2. Auflage. München: Oldenbourg Verlag

Stumpf, M. (2017). Employer Branding vs. Consumer Branding – (Stellen-)Anzeigen im Vergleich. In: Nielsen, M.; Luttermann, K.; Lévy-Tödter, M. (2017). Stellenanzeigen als Instrument des Employer Branding in Europa: Interdisziplinäre und kontrastive Perspektiven. Wiesbaden: Springer Verlag

SVR – Sachverständigenrat zur Begutachtung der Entwicklung im Gesundheitswesen (2018). Bedarfsgerechte Steuerung der Gesundheitsversorgung. Gutachten 2018. Bonn/Berlin: SVR

SVR – Sachverständigenrat zur Begutachtung der Entwicklung im Gesundheitswesen (2014). Bedarfsgerechte Versorgung – Perspektiven für ländliche Regionen und ausgewählte Leistungsbereiche. Gutachten 2014. Bonn/Berlin: SVR

SVR - Sachverständigenrat für die Konzertierte Aktion im Gesundheitswesen (2001). Bedarfsgerechtigkeit und Wirtschaftlichkeit Band I Zielbildung, Prävention, Nutzerorientierung und Partizipation Band II Qualitätsentwicklung in Medizin und Pflege. Gutachten 2000/2001, Kurzfassung. Bonn: SVR

Taupitz, J. (1991). Die Standesordnungen der freien Berufe. Geschichtliche Entwicklung, Funktionen, Stellung im Rechtssystem, Reprint 2012. Berlin: Walter de Gruyter

Terbille, M.; Clausen, T.; Schroeder-Printzen, J. (2013). Münchener Anwalts Handbuch Medizinrecht. 2. Auflage. München: Verlag C.H. Beck

UEMS - Union Européenne des Médecins Spécialistes (2015). UEMS-CESMA Guideline for the organisation of european postgraduate medical assessments. Brüssel: UEMS

UEMS - Union Européenne des Médecins Spécialistes (2008). UEMS Strategy 2008. Brüssel: UEMS

Universität Tübingen (2018). Überblick der medizindidaktischen Qualifikationsangebote (nach Angaben der Standorte). Tübingen: Medizinische Fakultät der Eberhard-Karls-Universität, Kompetenzzentrum für Hochschuldidaktik in Medizin Baden-Württemberg. https://www.medidaktik.de/fileadmin/user_upload/www.medidaktik.de/Dokumente/Kompetenzzentrum/Netzwerke/MedizinDidaktikNetz/Standorte-und-Angebote/2018-02-05_Ueberblick-MD-Qualifikationsangebote.pdf). Abrufdatum: 22.03.2020

van Loo, M. (2019). Personalentwicklung im Krankenhaus. In: Oubaid, V. (2019). Risikofaktor Mensch. Berlin: MWV – Medizinisch Wissenschaftliche Verlagsgesellschaft

van den Bussche, H.; Krause-Solberg, L.; Scherer, M.; Ziegler, S. (2017). Lernprozesse und Lernprobleme in der ärztlichen Weiterbildung in Deutschland. In: GMS Journal for Medical Education, Ausgabe 34(5) 2017. Berlin: AWMF

von Bühlow, A. (2014). Rekrutierung und Personalentwicklung. In: Hellmann, W.; Beivers, A.; Radtke, C.; Wichelhaus, D. (2014). Krankenhausmanagement für leitende Ärzte. 2., völlig neu bearbeitete und erweiterte Auflage. Heidelberg: medhochzwei Verlag

von Knyphausen-Aufseß, D. (2011). Management als Professionelle Abarbeitung von Aufgaben in Organisationen. In: Griese, C.; Marburger, H, (2011). Bildungsmanagement. Ein Lehrbuch. München: Oldenbourg Wissenschaftsverlag

VUD – Verband der Universitätsklinika Deutschlands e.V. (2016). Satzung des VUD Verband Deutscher Universitätsklinika Deutschlands e.v. Berlin: VUD

VUD – Verband der Universitätsklinika Deutschlands e.V. (2012). Politikbrief - Argumente und Lösungen der deutschen Uniklinika. Facharztweiterbildung: Lohnt sich die Mühe?. Berlin: VUD

VUD – Verband der Universitätsklinika Deutschlands e.V. (o.J.). Über uns. Berlin: VUD. https://www.uniklinika.de/verband-der-universitaetsklinika/. Abrufdatum: 04.03.2020

Walter, U.; Flick, U.; Neuber, A. Fischer, C.; Schwartz, F. (2006). Alt und gesund? Altersbilder und Präventionskonzepte in der ärztlichen und pflegerischen Praxis. Wiesbaden: VS Verlag

Wasem, J.; Matusiewicz, D.; Staudt, S.; Jahn, R.; Lux, G.; Dahl, H.; Noweski, M. (2013). In: Wasem, J.; Staudt, S.; Matusiewicz, D. (2013). Medizinmanagement. Grundlagen und Praxis. Berlin: MWV – Medizinisch Wissenschaftliche Verlagsgesellschaft

Wilke, M. (2013). Prozessoptimierung steigert die Arbeitszufriedenheit Grundlagen und ein Fallbeispiel aus dem OP-Bereich. In: Dilcher, B; Hammerschlag, L. (2013). Klinikalltag und Arbeitszufriedenheit Die Verbindung von Prozessoptimierung und strategischem Personalmanagement im Krankenhaus, 2. Auflage. Wiesbaden: Springer Verlag

Windeck, P. (2017). Wie finde ich die richtigen, motivierten Ärzte für mein Krankenhaus. In: Debatin, J.; Ekkernkamp, A.; Schulte, B.; Tecklenburg, A. (2017). Krankenhausmanagement. Strategien, Konzepte, Methoden. 3., vollständig aktualisierte und erweiterte Auflage. Berlin: MWV - Medizinisch Wissenschaftliche Verlagsgesellschaft

WKK – Westküstenklinikum (2019). Curriculum für die Facharztweiterbildung Neurologie. Heide: WKK. https://www.westkuestenklinikum.de/fileadmin/Content/Unterseiten/Arbeitgeber_WKK/Ausbildung/Arzt/PDF/2019_09_02_WB-Curriculum_FAW_Neurologie.pdf. Abrufdatum: 07.03.2020

WKK – Westküstenklinikum (o.J.). Karriere, Aus- und Weiterbildung. Die Mediziner von morgen. Ärztliche Weiterbildung mit Garantie. https://www.westkuestenklinikum.de/ihr-arbeitgeber-wkk/karriere-aus-und-weiterbildung/arztberuf/aerztliche-weiterbildung-mit-garantie/. Abrufdatum: 24.03.2020

Wolf, E.; Appelhans, L.; Klose, R. (2013). Organisatorische Prozessoptimierung. In: Franz Bayer Harald Kühn (2013). Prozessmanagement für Experten. Wiesbaden: Springer Verlag

ZB Med – Deutsche Zentralbibliothek Medizin (o.J.). LIVIVO – das Suchportal für die Lebenswissenschaften. Datenbanken – Recherche – Features. Köln: ZB Med – Informationszentrum Lebenswissenschaften. https://www.zbmed.de/fileadmin/user_upload/Downloads/LIVIVO_flyer_datenbanken_2019.pdf. Abrufdatum: 07.03.2020

Zech, R. (2017). Lernerorientierte Qualitätstestierung in der Weiterbildung. Leitfaden für die Praxis. Modellversion 3, 6. korrigierte Auflage. Hannover: ArtSet® Forschung Bildung Beratung GmbH

Zech, R. (2008). Handbuch Qualität in der Weiterbildung. Weinheim: Beltz Verlag

Zalenska, L. (2010). Betriebliche Weiterbildung – Inflation der Evaluation? Was rettet die Evaluation vor der Inflation im Rahmen der betrieblichen Weiterbildung: Qualitätsmanagement oder Bildungscontrolling?. In: Böttcher, W.; Dicke, J.; Hogrebe, N. (2010). Münster: Waxmann

Rechtsquellenverzeichnis

Europäische Richtlinien

RL 93/16/EWG	RICHTLINIE 93/16/EWG DES RATES vom 5. April 1993 zur Erleichterung der Freizügigkeit für Ärzte und zur gegenseitigen Anerkennung ihrer Diplome, Prüfungszeugnisse und sonstigen Befähigungsnachweise
RL 2005/36/EG	RICHTLINIE 2005/36/EG DES EUROPÄISCHEN PARLAMENTS UND DES RATES vom 7. September 2005 über die Anerkennung von Berufsqualifikationen

Bundesrecht

AEVO, AusbEignV	Ausbilder-Eignungsverordnung
BBiG	Berufsbildungsgesetz
HwO	Handwerksordnung
KHG	Gesetz zur wirtschaftlichen Sicherung der Krankenhäuser und zur Regelung der Krankenhauspflegesätze (Krankenhausfinanzierungsgesetz)
SGB V	Sozialgesetzbuch V (Fünf)
SGB X	Sozialgesetzbuch X (Zehn)

Landesrecht

Schleswig-Holstein

HBKG	Heilberufekammergesetz
LVVO	Landesverordnung über die Lehrverpflichtung an Hochschulen (Lehrverpflichtungsverordnung - LVVO)
PBKG	Pflegeberufekammergesetz
WBIuAVO	Landesverordnung über die Weiterbildung und Prüfung von Pflegefachkräften für Intensivpflege und für Anästhesiepflege vom 11. Oktober 2018
WBOuPVO	Landesverordnung über die Weiterbildung und Prüfung von Pflegefachkräften für Onkologie und Palliativpflege (WBOuPVO) vom 16. Juli 2015

WBFOuEVO   Landesverordnung über die Weiterbildung und Prüfung von
             Pflegefachkräften für die Funktionsdienste Operationsdienst
             und Endoskopie (WBFOuEVO) vom 16. Juli 2015 *

Sonstige

LHundG NRW   Landeshundegesetz von Nordrhein-Westfalen

Berufsrecht

Ärzte

Richtlinien über den Inhalt der Weiterbildung gemäß Weiterbildungsordnung der Ärztekammer Schleswig-Holstein vom 25. Mai 2011

WBO ÄKN 2018   Weiterbildungsordnung der Ärztekammer Niedersachsen in der Fassung der Neubekanntmachung vom 1. Juni 2018.

WBO ÄKSH 2020   Weiterbildungsordnung der Ärztekammer Schleswig-Holstein vom 5. Februar 2020

WBO ÄKSH 2011   Weiterbildungsordnung der Ärztekammer Schleswig-Holstein vom 25. Mai 2011 (veröffentlicht am 15. Juni 2011) unter Berücksichtigung der Satzung zur Änderung der Weiterbildungsordnung vom 19. Dezember 2012 (veröffentlicht am 15. Januar 2013) unter Berücksichtigung der Satzung zur Änderung der Weiterbildungsordnung vom 20. Mai 2015 (veröffentlicht am 9. Juni 2015) unter Berücksichtigung der Satzung zur Änderung der Weiterbildungsordnung vom 22. Juni 2016 (veröffentlicht am 12. Juli 2016) unter Berücksichtigung der Satzung zur Änderung der Weiterbildungs-ordnung vom 19. April 2017 (veröffentlicht am 3. Mai 2017)

Tierärzte

MBO BTK 2019   Musterberufsordnung der Bundestierärztekammer e.V., Stand 17.03.2018

MWBO BTK 2013   Muster-Weiterbildungsordnung der Bundestierärztekammer e.V., Stand 13.03.2015

Berufsordnung der Tierärztekammer Schleswig-Holstein, Stand 26.11.2008

Weiterbildungsordnung der Tierärztekammer Schleswig-Holstein, Stand 05.12.2007, letzte Änderung vom 04.12.2013

Anwälte

FAO   Fachanwaltsordnung

Sonstiges

QM-RL   Qualitätsmanagement-Richtlinie/QM-RL, Stand: 17. Dezember 2015 des Gemeinsamen Bundesausschusses über grundsätzliche Anforderungen an ein einrichtungsinternes Qualitätsmanagement für Vertragsärztinnen und Vertragsärzte, Vertragspsychotherapeutinnen und Vertragspsychotherapeuten, medizinische Versorgungszentren, Vertragszahnärztinnen und Vertragszahnärzte sowie zugelassene Krankenhäuser (Qualitätsmanagement-Richtlinie/QM-RL) in der Fassung vom 17. Dezember 2015, veröffentlicht im Bundesanzeiger (BAnz AT 15.11.2016 B2), in Kraft getreten am 16. November 2016

Mm-R   Regelungen des Gemeinsamen Bundesausschusses gemäß § 136b Absatz 1 Satz 1 Nummer 2 SGB V für nach § 108 SGB V zugelassene Krankenhäuser (Mindestmengenregelung, Mm-R), zuletzt geändert am 4. Dezember 2019, veröffentlicht im Bundesanzeiger (BAnz AT 23.12.2019 B7), in Kraft getreten am 1. Januar 2020